Lynda Aoudia

Tumores mamários malignos

Lynda Aoudia

Tumores mamários malignos

Correlações entre imagiologia e tipos histológicos

ScienciaScripts

Cover image: www.ingimage.com

This book is a translation from the original published under ISBN 978-620-6-71298-5.

Publisher:
Sciencia Scripts
is a trademark of
Dodo Books Indian Ocean Ltd. and OmniScriptum S.R.L publishing group

120 High Road, East Finchley, London, N2 9ED, United Kingdom
Str. Armeneasca 28/1, office 1, Chisinau MD-2012, Republic of Moldova, Europe
Printed at: see last page
ISBN: 978-620-7-68154-9

Tumores mamários malignos

Correlações entre imagiologia e tipos histológicos

Lynda AOUDIA

Prefácio

O cancro da mama é o cancro mais comum nas mulheres em todo o mundo. De acordo com a OMS, o tipo histológico do tumor é um elemento morfológico essencial para o diagnóstico e o prognóstico no tratamento do cancro da mama.

O objetivo deste livro é explicar os vários aspectos mamográficos, ecográficos e de ressonância magnética dos diferentes tipos histológicos de cancro da mama, bem como destacar algumas das características imagiológicas específicas destes tipos histológicos.

Professora Lynda AOUDIA

Índice

Introdução

O cancro da mama é o cancro número um nas mulheres em todo o mundo. Em 15 anos, a incidência aumentou 50% [1]. No mesmo período, o número de mortes aumentou apenas 17%, o que reflecte os progressos no rastreio do cancro da mama e os avanços terapêuticos.

A imagiologia é utilizada em todas as fases da gestão desta doença, no rastreio, no diagnóstico, na avaliação da extensão, no acompanhamento durante o tratamento e na monitorização após o tratamento. Pode também ajudar a prever os tipos histológicos do cancro da mama, de modo a orientar o tratamento.

Numerosos estudos analisaram os aspectos imagiológicos de cada tipo de tumor que os radiologistas devem conhecer.

Lembrete anatómico

1. Anatomia da mama

A mama é um órgão globular que ocupa a parte anterior-superior do tórax. Situa-se acima do músculo peitoral, que lhe serve de suporte [2]. É constituída principalmente por uma glândula mamária, tecido conjuntivo de suporte e tecido adiposo, todos cobertos pela pele. O ápice da mama é representado pelo mamilo rodeado pela aréola (fig. 1). É constituído por cerca de quinze ductos lácteos principais, cada um delimitando um lóbulo. Os ductos lácteos abrem-se no mamilo ao nível dos poros lácteos, depois de se dilatarem ligeiramente para formar um seio lactífero.

Finas partições fibrosas separam os lóbulos e estendem-se para a derme na superfície anterior da glândula para formar os ligamentos de Cooper, que formam as cristas de Duret (fig. 1).

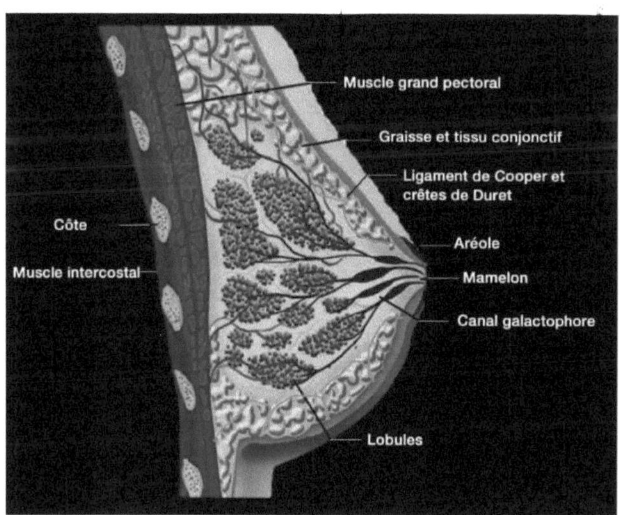

Fig. 1 Estrutura anatómica da mama.

2. Eixo galactóforo

A mama é constituída por cerca de quinze ductos lácteos principais, que terminam num poro do mamilo. Estes ductos principais, após uma dilatação denominada seio lactífero, ramificam-se em ductos secundários de médio e pequeno calibre até à Unidade Terminal Ducto-Lobular (UTLD).

Este UDTL é constituído por um galactóforo terminal extra e intra-lobular e por um lóbulo composto por cerca de dez alvéolos chamados ácinos. O UDTL está envolvido por um tecido conjuntivo frouxo conhecido como tecido palatino. Todo este tecido está rodeado por tecido adiposo (fig. 2).

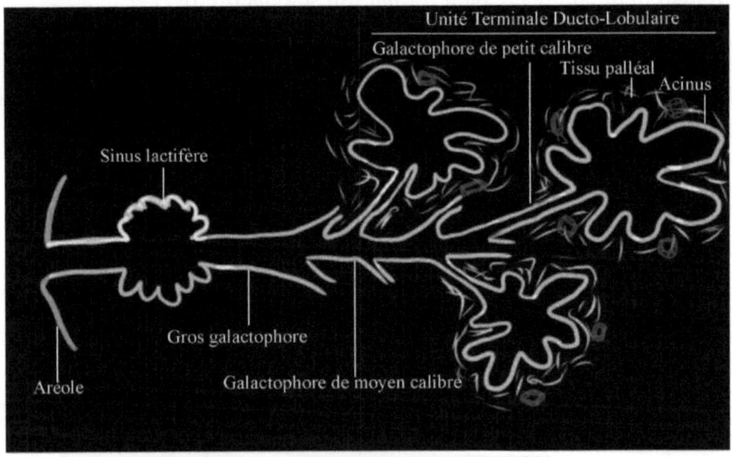

Fig. 2: Esquema da árvore galactófora.

Lembrete histológico

O conjunto da árvore galactófora é constituído por uma dupla camada de células que repousa sobre uma membrana basal em contacto direto com os vasos sanguíneos (fig. 3):

- uma camada interna constituída por células epiteliais cilíndricas responsáveis pela função secretora do leite.
- uma camada exterior constituída por células mioepiteliais responsáveis pela contração.

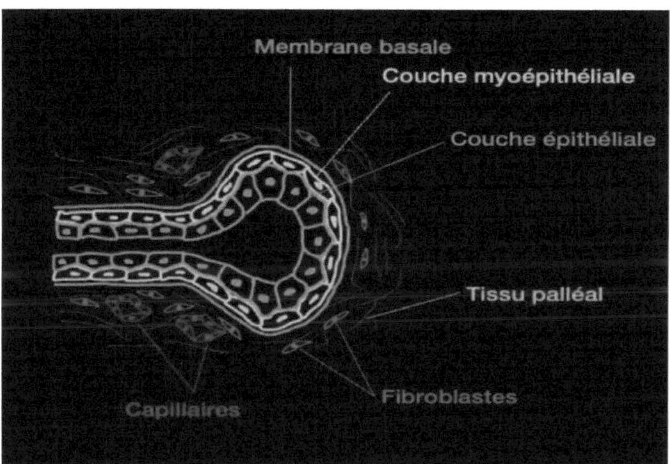

Fig. 3: Diagrama histológico dos constituintes acinares.

Histopatologia

Cerca de 95% dos tumores malignos são carcinomas, o que significa que se desenvolvem a partir das células epiteliais dos ductos e lóbulos mamários. Os sarcomas e os linfomas são raros e as metástases intramamárias são excepcionais [3].

Estadio do cancro da mama

Existem várias fases no desenvolvimento do cancro da mama, o carcinoma in situ e o carcinoma invasivo (fig. 4).

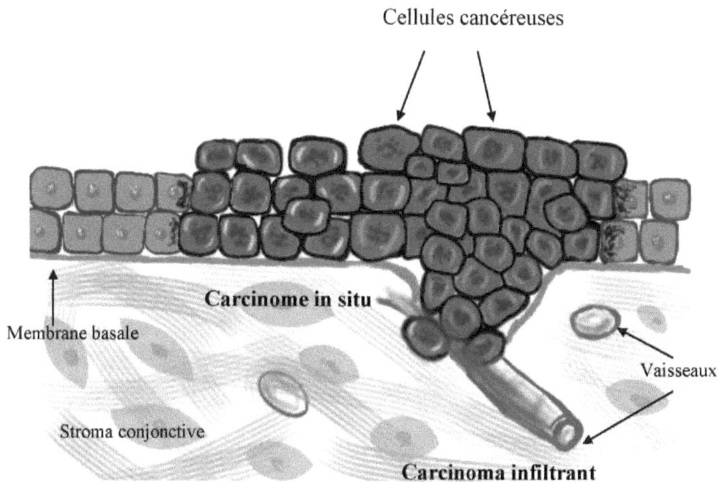

Fig. 4: Carcinoma da mama in situ e invasivo.

1. Carcinoma in situ

O cancro in situ é definido como uma proliferação de células tumorais malignas limitadas ao interior de estruturas epiteliais normais e que não atravessaram a membrana basal, sem potencial metastático.

2. Carcinoma invasivo

O carcinoma invasivo é uma proliferação celular que, tendo atravessado a membrana basal, se infiltra no tecido mamário vizinho. Existem mais de vinte e duas (22) entidades histológicas reconhecidas pela OMS, com dois grupos principais: a forma inespecífica, anteriormente designada por carcinoma ductal infiltrante, que representa cerca de dois terços de todos os cancros infiltrantes, e as outras formas ditas específicas [3] (quadro 1) (anexo 1).

Tabela 1. Classificação da OMS		
Classificação da OMS 2012		**Classificação da OMS 2003**
Carcinoma inespecífico (NST) 80% dos casos Tipo específico de carcinoma :		**-Carcinoma ductal invasivo** Carcinoma lobular
Carcinoma lobular	5-15%	Carcinoma tubular Carcinoma cribriforme Carcinoma mucinoso Carcinoma micropapilar Carcinoma metaplásico
Carcinoma tubular Carcinoma cribriforme carcinoma mucinoso Carcinoma micropapilar Carcinoma metaplásico **Tipos raros :** Carcinoma secretor Tumores das glândulas salivares	5%	

Técnicas de imagiologia

1. Mamografia

A mamografia é o exame radiológico de referência para o rastreio do cancro da mama, que é a principal causa de morte nas mulheres.

As imagens mamográficas devem ser optimizadas em termos de resolução espacial, contraste e ruído. Devem ser tidos em conta vários critérios técnicos, nomeadamente um contraste elevado para uma boa visualização das microcalcificações. O espetro de radiação deve ser amplo para se adaptar às diferentes densidades dos seios e a dose de radiação deve ser mínima, nomeadamente em doentes jovens.

1.1. Impacto

O posicionamento da mama é uma etapa fundamental da mamografia e a técnica deve ser irrepreensível. O objetivo é radiografar toda a glândula mamária, incluindo os planos profundos. O posicionamento é a chave para a obtenção de imagens de óptima qualidade, indispensáveis à interpretação e que respondem a um certo número de critérios de qualidade [4].

1.1.1. Impactos fundamentais

1.1.1.1 Incidência cranio-caudal ou frontal

O feixe de raios X aproxima-se da mama no sentido craniocaudal (fig. 5).

A dificuldade com a vista frontal é que os planos mamários profundos não podem ser vistos, pelo que é importante envolver o máximo possível de tecido mamário posterior.

Os critérios para uma incidência bem sucedida são (fig. 6):

- O peito está no centro da imagem.
- A glândula está bem distribuída.

- O mamilo está no seu zénite [5].
- Sem vincos ou sobreposições.

O músculo peitoral é visível em quase 30% dos casos, e a sua presença na imagem permite um ganho de profundidade ótimo [4].

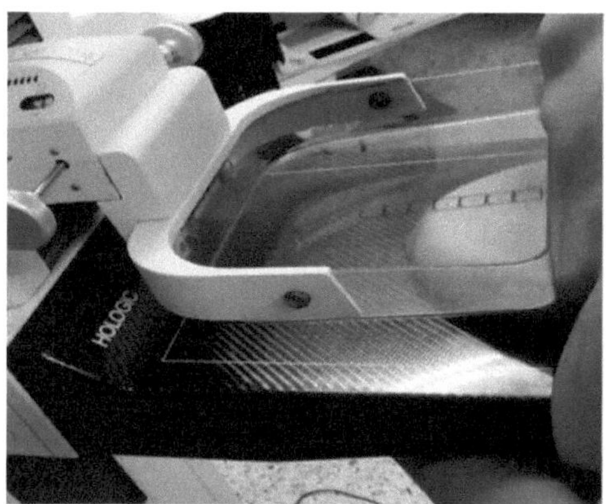

Fig. 5. vista frontal.

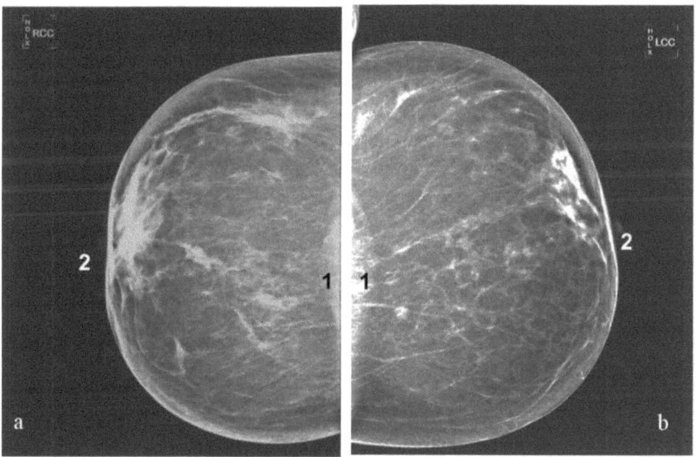

Fig. 6 Critérios de qualidade para a vista frontal. Imagens mamográficas.

(a) Lado direito. (b) Lado esquerdo. Músculo peitoral (1), mamilo no zénite

(2).

1.1.1.2 Incidência oblíqua externa a 45°

Este ângulo permite o estudo da mama no seu eixo longo e a análise de uma quantidade máxima de tecido mamário [6]. °O suporte é inclinado num ângulo rigoroso de 45°, para garantir vistas reprodutíveis (fig. 7).
A dificuldade desta abordagem é comprimir uniformemente o músculo peitoral, o peito e a prega submamária.
Os critérios para uma incidência bem sucedida são (fig. 8)

- O músculo peitoral é visível até meio da imagem [7].
- O mamilo encontra-se no seu zénite, em frente à ponta do músculo peitoral [6].
- Presença da prega cutânea da parede abdominal [5].
- O eixo longo do peito tende para a horizontal.
- Presença da prega submamária "aberta", perfeitamente livre da parede abdominal [8].
- Sem vincos ou sobreposições.

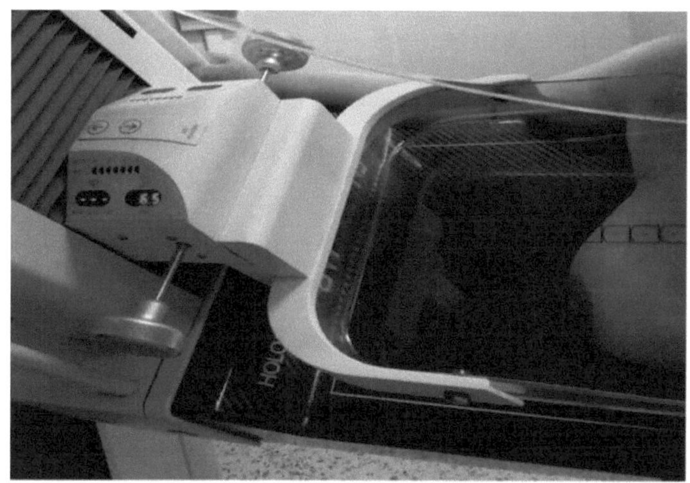

Fig. 7: Incisão oblíqua externa.

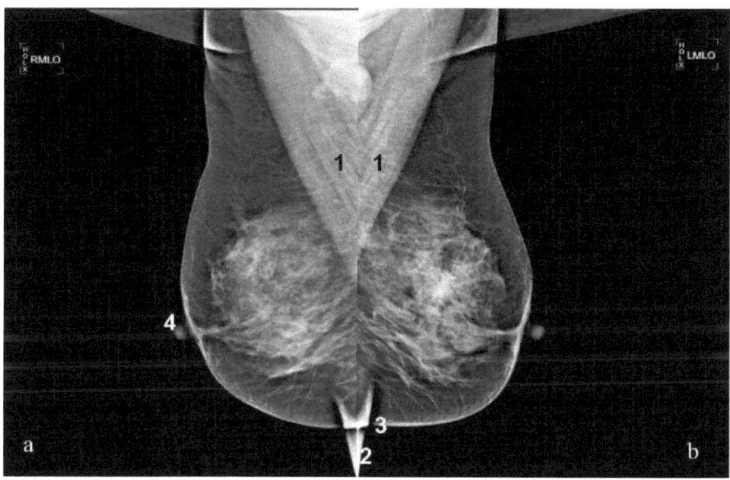

Fig. 8 Critérios de qualidade para a incidência oblíqua externa. Imagens mamográficas (a) Oblíqua direita (b) Oblíqua esquerda. Músculo peitoral (1), prega cutânea da parede abdominal (2), prega sub-mamária aberta (3), mamilo no zénite (4).

1.1.2. Impactos adicionais

São sempre efectuadas para além dos impactos fundamentais.

1.1.2.1 Impacto do perfil

É útil para determinar a localização exacta de uma lesão. Também pode ser utilizado para mostrar se as microcalcificações estão localizadas numa posição horizontal.

1.1.2.2. Imagem localizada centrada

Pode ser utilizado para analisar os contornos de um nódulo ou de uma imagem estelar, ou para eliminar uma imagem construída (fig. 9).

1.1.2.3. Imagem centrada ampliada

As microcalcificações visíveis nas imagens padrão podem ser ampliadas para uma análise pormenorizada (número, aspeto, organização, etc.) (fig. 10).

1.1.2.4. Outros impactos

Extensão axilar, incidência Cleópatra, incidência frontal escalonada, película tangencial, manobra de Eklund [9-12].

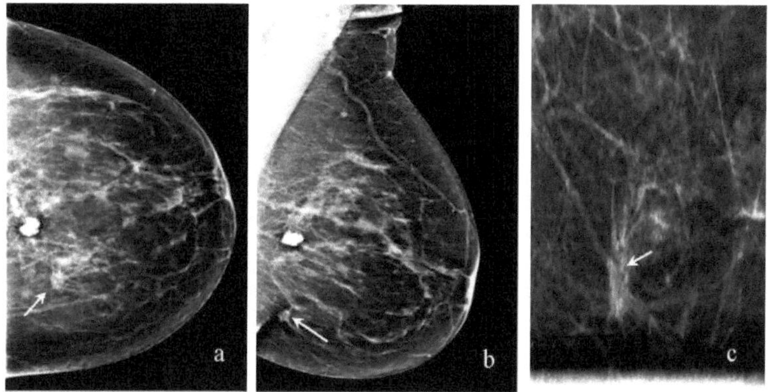

Fig. 9: Vista localizada centrada. (a) Vista frontal. Massa com contornos indistintos (seta). (b) Vista oblíqua externa. Massa na prega sub-mamária com contornos mal definidos (seta). (c). Vista centrada na massa. Massa com contornos espiculados, BIRADS 5 (seta).

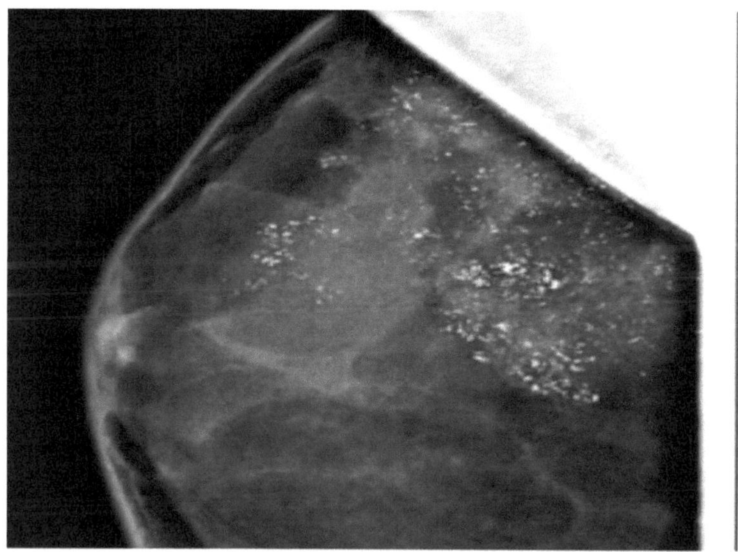

Fig. 10. Vista ampliada centrada. Ampliação de um foco de microcalcificações.

2. Ultra-sons

A ecografia é uma técnica de imagiologia acessível, não irradiante e pouco dispendiosa. Pode ser indicada como um complemento à mamografia, para melhorar a deteção de lesões, particularmente em mamas densas, e para caraterizar lesões, em particular para diferenciar entre lesões sólidas e quísticas, e para recolher amostras [13].

A ultrassonografia mamária é realizada com uma sonda de alta freqüência, geralmente entre 9 e 15 MHz, que proporciona bom contraste e resolução espacial [14]. Existem vários modos de ultrassom.

2.1 Modo B

Esta é a primeira técnica utilizada na realização da ecografia mamária. As ondas de ultra-sons são emitidas e recolhidas pela sonda, com a mesma frequência, numa única direção. Elas são combinadas para criar uma imagem 2D da mama numa escala de cinzentos [15]. Esta técnica permite diferenciar as estruturas com base nas propriedades acústicas e mecânicas do tecido. Este modo B tem alguns pontos fracos, incluindo uma resolução óptima inconsistente e artefactos que podem degradar a qualidade da imagem [16] (fig. 11).

2.2. Modo harmónico

Está relacionado com o comportamento não linear do tecido mamário em relação aos ultra-sons. À medida que a onda de ultra-sons se propaga através do tecido mamário, sofre uma distorção progressiva da forma do impulso de ultra-sons, criando frequências harmónicas que são múltiplos da frequência de emissão [17-19]. Uma vez filtrado o sinal inicial, o sinal harmónico é utilizado para reconstruir a imagem. Esta técnica melhora o contraste das imagens de ultrassom, particularmente para cistos com "conteúdo espesso" ou cistos complicados, que mostram ecos internos no modo B, enquanto que no modo harmônico eles aparecem anecóicos [20] (fig. 11).

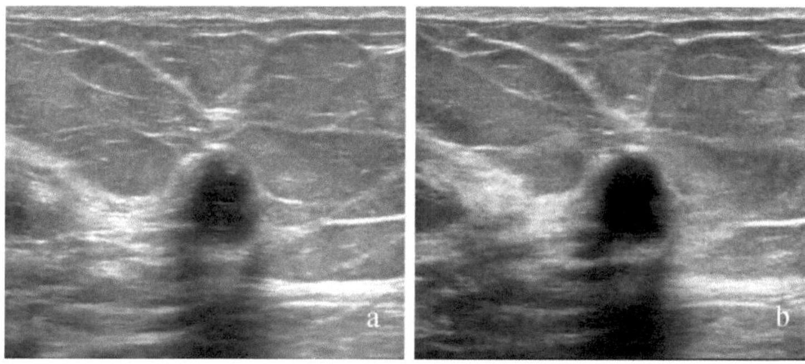

Fig. 11 Ecografia em modo harmónico (a) Modo B. Massa hipoecóica, (b) Ecografia em modo harmónico. Massa cística anecóica com parede espessada. Histologia. Histologia: quisto remodelado.

2.3. Modo composto (Compound)

D dois tipos de composição, a composição de frequência (várias frequências diferentes de emissão de ultra-sons são utilizadas para reconstruir a imagem final) e a composição espacial (vários ângulos de emissão de ultra-sons são utilizados e combinados numa única imagem composta). Esta técnica permite limitar os artefactos, melhorar a análise dos contornos das lesões, definir melhor a ecoestrutura interna das massas e detetar pequenas lesões [21] (fig. 12). Permite também uma melhor deteção de calcificações intra-lesionais [22]. Por outro lado, as alterações ultra-sonográficas posteriores são atenuadas [23].

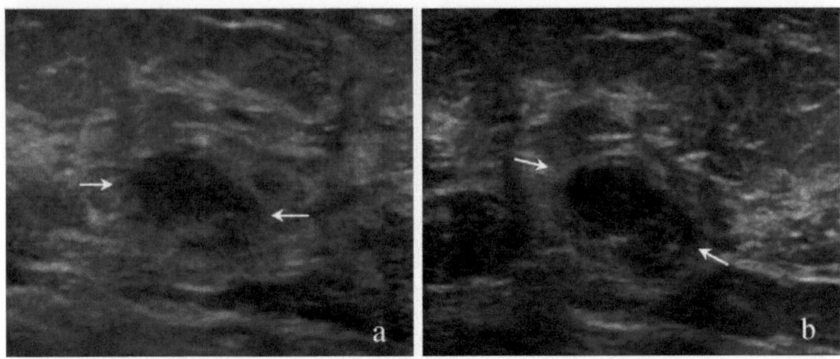

Fig. 12. Modo composto. (a) Ultrassonografia em modo B. Massa hipoecóica com contornos indistintos, (b) Ultrassonografia em modo composto. Massa hipoecogénica circunscrita. Histologia: Adenofibroma.

2.4. Modo Doppler

É utilizado para detetar a angiogénese tumoral. As lesões malignas são geralmente mais vascularizadas do que as lesões benignas, com um aspeto anormal e irregular dos vasos. A deteção e a análise do espetro destes vasos requerem uma sonda de pelo menos 10 MHz e uma técnica rigorosa de ultra-sons (ajustamento da distância focal, redução do ganho global, adaptação do tamanho da caixa de doppler, filtragem ao mínimo 10 para analisar as baixas frequências, ausência de pressão sobre a mama para evitar a obliteração dos pequenos vasos) [24, 25].

O Doppler de energia tem uma melhor sensibilidade para fluxos lentos, mas é mais sensível a artefactos [34]. O Doppler pode ser utilizado para analisar lesões hipoecogénicas que colocam um problema de "quisto ou sólido". A presença de vascularização numa lesão ecogénica indica que a lesão é um tecido. Por outro lado, a ausência de vascularização não exclui a presença de uma porção de tecido [15] (fig. 13).

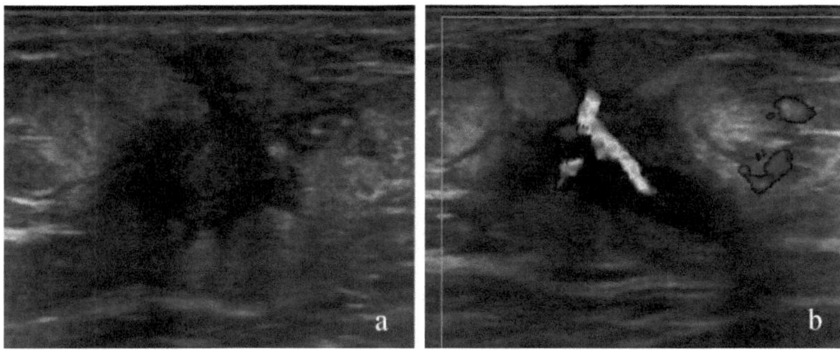

Fig. 13: Ultrassonografia em modo **Doppler** (a) Modo B. Massa hipoecóica com contornos espiculados, (b) Ultrassonografia em modo Doppler. Vascularização intralesional.

2.5 Elastografia

A elastografia é uma técnica não invasiva utilizada em conjunto com a ecografia para avaliar qualitativa, semi-quantitativa ou quantitativamente a deformabilidade de lesões sujeitas a tensão [26, 27]. A imagem obtida é depois traduzida num elastograma. Esta técnica foi desenvolvida para melhorar a especificidade da ecografia mamária em modo B, acrescentando a compressibilidade e a "dureza" da lesão aos critérios de ecoestrutura e morfologia da lesão (fig. 14). A elastografia mamária utiliza dois modos distintos: a elastografia à mão livre e a elastografia por ondas de cisalhamento.

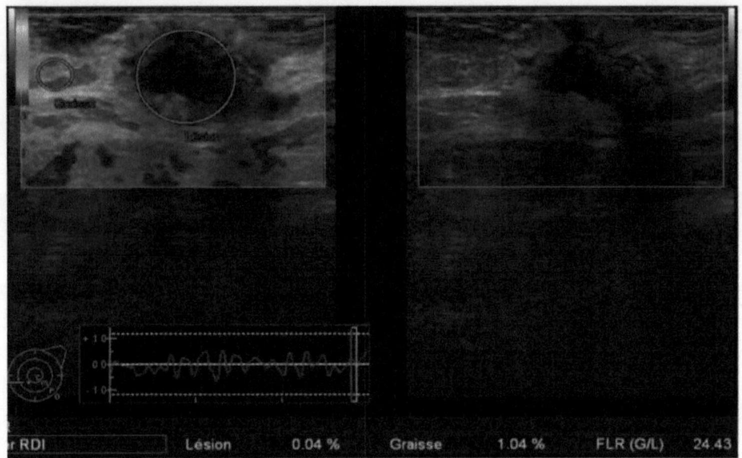

Fig. 14. Elastografia. Elastografia. Cálculo do rácio de elasticidade em desvio padrão.

3. Ressonância magnética da mama

3.1 Equipamento

3.1.1 Campo magnético

A intensidade do campo magnético afecta o tempo de aquisição e a qualidade da imagem. Quanto maior for a intensidade do campo magnético, melhor será a resolução da imagem e mais curtas serão as sequências. A maioria das equipas trabalha com campos magnéticos de 1,5 tesla (T).

3.1.2 Antenas

A RM da mama deve ser efectuada utilizando antenas dedicadas à mama que seguem a forma da mama (fig. 15). A utilização de imagens paralelas melhora o desempenho destas antenas, aumentando a área coberta, a uniformidade do sinal e a resolução temporal e espacial [28]. As mamas devem ser bem posicionadas na antena, com o mamilo no zénite, integrando toda a mama na antena e evitando dobras (fig. 16).

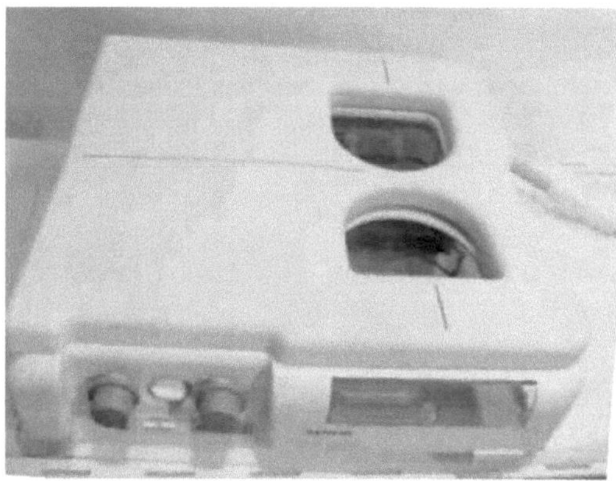

Fig. 15. Peito da antena.

O peito não deve ser demasiado comprimido. A compressão é utilizada para apoiar as mamas e evitar que se movam na antena. A compressão excessiva da mama pode reduzir falsamente o tamanho das lesões e, assim, alterar a classificação TNM [29]. A compressão também pode reduzir a amplitude do realce e modificar a curva de realce (fig. 17).

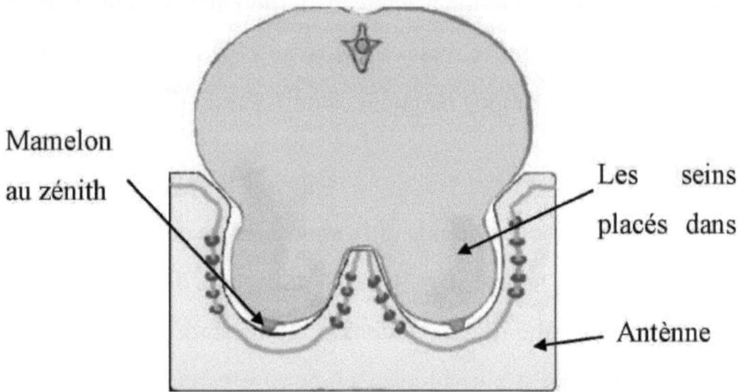

Fig. 16 Posição dos seios na parte anterior.

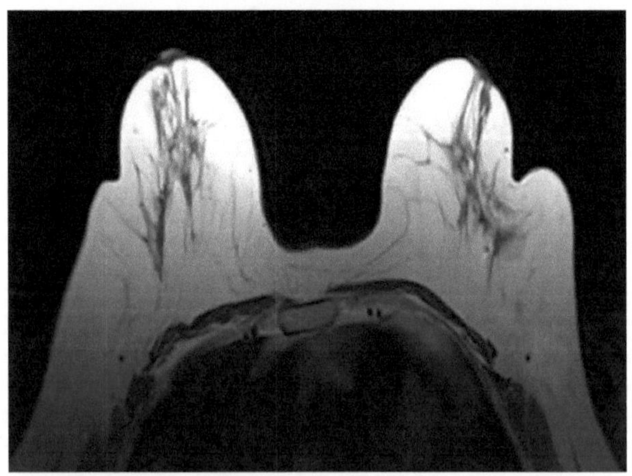

Fig. 17. Defeito de compressão. Sequência ponderada em T2.

3.2 Hora do exame

O momento do exame é essencial para uma melhor interpretação da RM mamária. Deve evitar-se a segunda parte do ciclo, altura em que o realce glandular fisiológico é mais acentuado. É mínimo na segunda semana do ciclo menstrual em doentes com atividade genital. Fora deste período, pode haver contraste difuso inespecífico, mas também contraste focal, o que pode levar a erros de interpretação (fig. 18). O realce glandular é aumentado pela terapêutica hormonal de substituição nas mulheres pós-menopáusicas, sendo que até 50% das mulheres apresentam realce inespecífico. Uma paragem de 3 meses no caso de um exame não interpretável em mulheres pós-menopáusicas.

Para a RM pós-operatória, deve ser observado um atraso mínimo de um mês para limitar o realce secundário a fenómenos inflamatórios; o momento ideal para realizar a RM da mama é pelo menos seis meses após o fim do tratamento [3032].

As microbiópsias percutâneas não afectam geralmente a interpretação da RM com contraste. No entanto, a topografia, a data das biopsias e os resultados, se disponíveis, devem ser sempre mencionados. A contraceção oral também não tem impacto na utilização da RM mamária.

3.3 Acomodação do paciente

Coloca-se um acesso venoso com um tubo longo. De seguida, a doente é colocada em posição de procúbito, com os braços sobre a cabeça, o mais confortavelmente possível, para assegurar a imobilidade necessária ao exame. Os seios colocados na antena devem estar bem apoiados; se necessário, pode ser utilizada uma almofada de espuma para evitar que os seios pequenos se desloquem na antena.

3.4 Injeção de meio de contraste

A RM da mama realça a neoangiogénese intratumoral através da injeção de um agente de contraste, permitindo a deteção de lesões [33]. O agente de contraste utilizado é o quelato de gadolínio. A dose injectada é de 0,1 mmol/kg de peso corporal. A velocidade de injeção deve ser de 2 a 3 ml por segundo. A injeção do produto de contraste é seguida de uma injeção de 20 ml de soro fisiológico à mesma velocidade para evitar a estagnação do produto de contraste na tubagem.

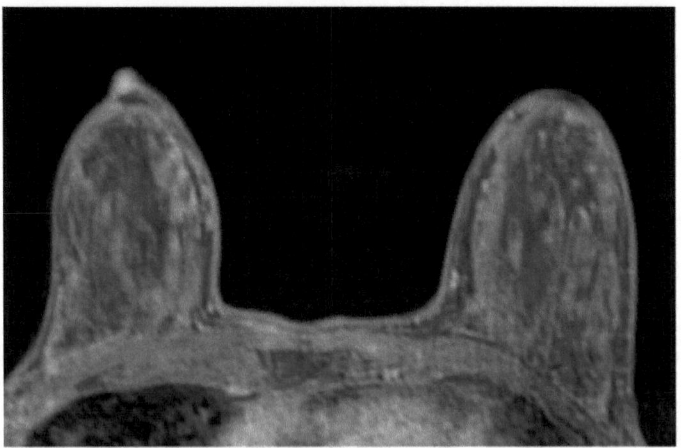

Fig. 18. Realce glandular fisiológico. Sequência subtraída injectada.

3.5 Protocolos de RMN da mama

3.5.1 Plano de aquisição

Os campos de visão devem ser suficientemente amplos para analisar ambos os seios, ambas as placas mamilo-areolares (PNA), as cavidades axilares e a parede torácica [33, 34].

A aquisição no plano axial é a mais frequentemente utilizada. Este plano de aquisição permite efetuar sequências dinâmicas das mamas em 1 minuto. As vantagens do plano axial são a possibilidade de analisar comparativamente a totalidade das duas mamas, o que facilita a deteção de contraste anormal, e permite também a análise dos MAPs, fossas axilares e parede torácica [34]. Os artefactos cardiorrespiratórios degradam a qualidade das aquisições. A codificação de fase da direita para a esquerda, em vez de anteroposterior, reduz esses artefatos.

A aquisição no plano sagital permite reduzir o campo de visão. Isto melhora a resolução da imagem e a qualidade das técnicas de supressão de gordura [33]. Finalmente, a aquisição no plano sagital permite também uma melhor análise do realce glandular fisiológico, o que facilita o estudo anatómico. No entanto, o estudo de ambas as mamas com os sulcos axilares requer um grande número de cortes, o que prolonga o tempo de exame [34].

A aquisição coronal reduz os artefactos cardíacos. No entanto, este plano é frequentemente degradado por artefactos respiratórios e de fluxo. Este plano de aquisição também requer um grande número de cortes para poder analisar toda a mama, desde a parede torácica até ao PAM [34].

3.5.2 Espessura de corte

A espessura do corte deve ser fina, inferior ou igual a 3 mm, com um tamanho de pixel e de voxel inferior a 1 mm. Isto permitir-nos-á efetuar reconstruções multiplanares.

3.5.3 Sequências de RMN da mama

3.5.3.1 Sequências morfológicas

No passado, as sequências ponderadas em T2 e T1 sem injeção na RM mamária não eram consideradas muito úteis devido ao seu fraco valor diagnóstico. Desde então, muitos autores têm demonstrado o valor da utilização de sequências morfológicas.

As sequências ponderadas em T2 podem ser utilizadas para detetar lesões quísticas, cuja presença indica realce benigno, quer se trate de realce anular nos quistos inflamatórios ou de realce não maciço na mastopatia fibrocística.

As sequências ponderadas em T2 com saturação de gordura são muito úteis no caso de corrimento mamilar, possibilitando a criação de imagens indirectas de galactografia por RM e melhorando também a deteção de pequenos cancros (fig. 19).

As sequências ponderadas em T1 sem saturação de gordura são úteis para detetar a presença de um componente gordo numa lesão, que é um fator importante a favor da benignidade (fig. 20). Estas sequências são também úteis para confirmar a posição correcta dos marcadores metálicos no local da biopsia [35] (fig. 21).

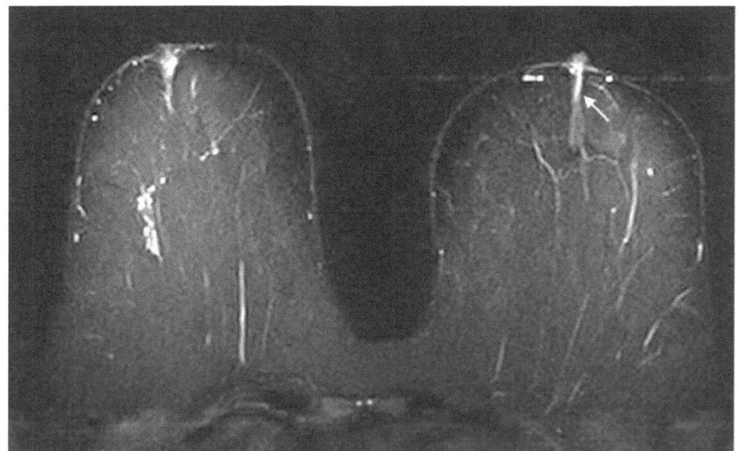

Fig. 19. Ectasia ductal. Hipersinal intracanal nas sequências T2 com supressão de gordura (setas).

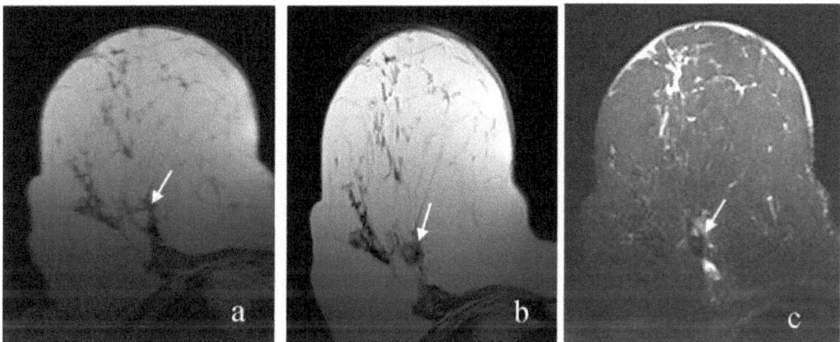

Fig. 20 Citosteatonecrose (a) sequência T1, (b) sequência T2, (c) sequência T2 Fat Sat. A lesão apresenta hipersinal em T1, hipersinal em T2 e hipossinal na sequência T2 com supressão de gordura (setas).

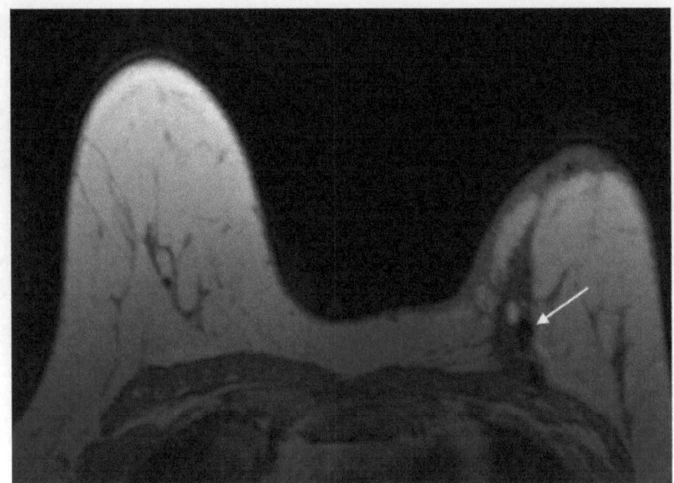

Fig. 21. Posição do marcador metálico na sequência T1 (seta).

3.5.3.2 Sequências dinâmicas

A análise dinâmica permite distinguir a angiogénese anormal suspeita das diferentes cinéticas de realce. Sequências T1 gradiente-eco após injeção de quelato de gadolínio (fig. 22).

Aquisição 2D ou 3D?

Em comparação com as sequências 2D, as sequências 3D fornecem cortes mais finos com uma melhor relação sinal-ruído [32]. No entanto, uma vez que a aquisição 3D é realizada sem supressão de gordura, é aconselhável utilizar sequências 2D para reduzir os artefactos de codificação de fase que se estendem em todas as três direcções nas sequências 3D, mascarando os contornos e dificultando a deteção destes artefactos nas sequências de subtração.

A sequência 3D é utilizada para analisar o volume da lesão (medição nos 3 planos, distância da placa mamilo-areolar e do plano peitoral profundo) (fig. 23).

3.5.3.3 Sequências complementares

- **Difusão**

O princípio da imagiologia por difusão consiste em quantificar o movimento das moléculas de água nos tecidos. Os objectivos das sequências de difusão são otimizar a deteção de pequenas lesões e melhorar a caraterização de lesões benignas e malignas. A RM de difusão pode também ser utilizada para avaliar a resposta à quimioterapia neoadjuvante. Um aumento de mais de 10% nos coeficientes ADC no final do primeiro ciclo de quimioterapia indica uma diminuição da densidade celular e é, por conseguinte, preditivo da resposta ao tratamento [36, 37].

- **Espectroscopia de ressonância magnética**

A espetroscopia é uma técnica de imagiologia molecular. O seu princípio é detetar um pico anormal de colina em tumores malignos (ressonância a 3,2 ppm) [38]. Bartella et al. referiram que a adição da espetroscopia ao protocolo padrão melhorou o VPP das biopsias de 35% para 82% ($p<0,01$) e permitiu evitar a biopsia em 57% das lesões [39]. Além disso, vários estudos mostraram que esta sequência pode demonstrar uma resposta precoce (às 24 horas) à quimioterapia neoadjuvante [40].

Os três tipos de curvas de realce espetroscópico descritos por CK. Kuhl et al [41]:

- Tipo I: uma curva de aumento inicial lenta e depois progressiva (fig. 24)
- Tipo II: uma curva de aumento inicial rápida, seguida de um patamar (fig. 25).

- Tipo III: uma curva de realce inicial rápida, seguida de um washout (fig. 26).

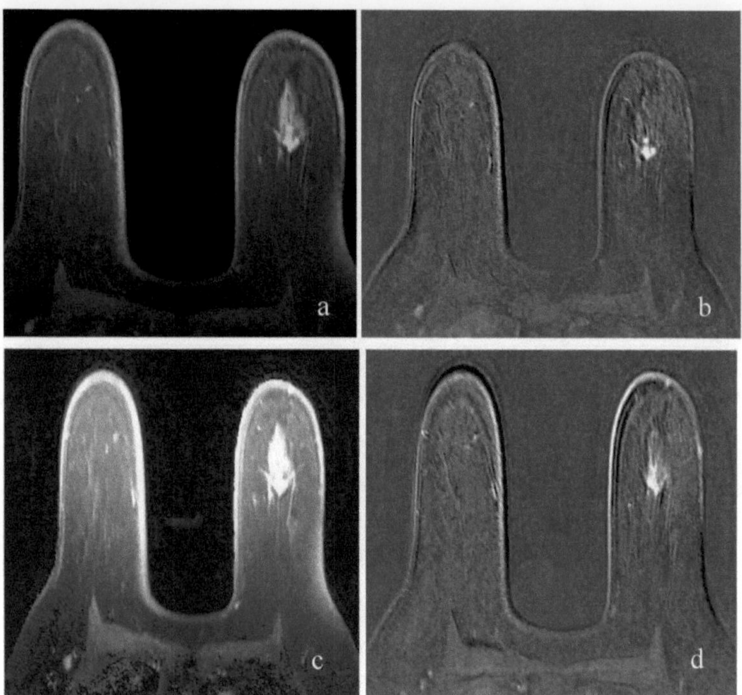

Fig. 22. Análise de realce de um tumor maligno da mama esquerda. A análise dinâmica permite distinguir o tumor do resto do parênquima fibroglandular graças à aquisição antes do segundo minuto em ponderação T1 tridimensional (3D) (a) e T1 3D injetado com subtração (b). Aos seis minutos, é difícil distinguir o cancro do parênquima mamário nas sequências T1 3D injetado (c) e T1 3D injetado com subtração (d).

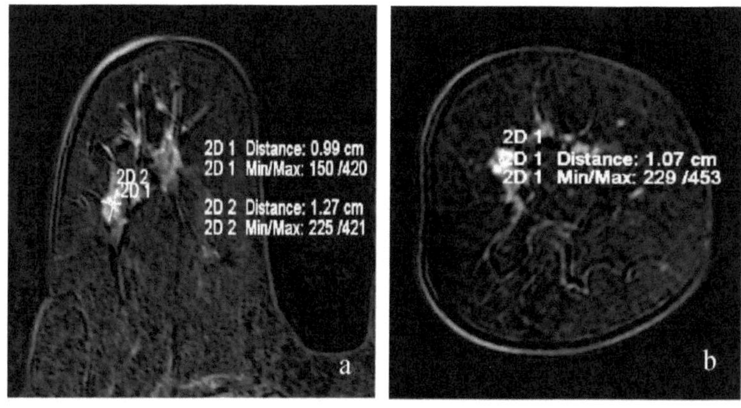

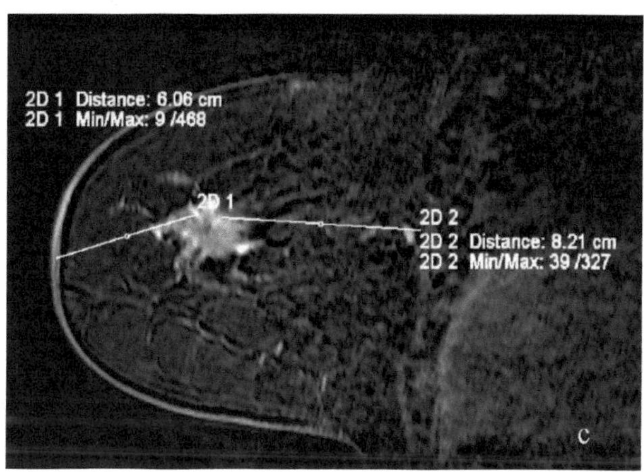

Fig. 23. Sequência ponderada em T1 3D injectada com subtração. É analisado o volume da lesão (medição nos 3 planos (a + b), a distância da lesão à placa mamilo-areolar e ao plano peitoral profundo (c).

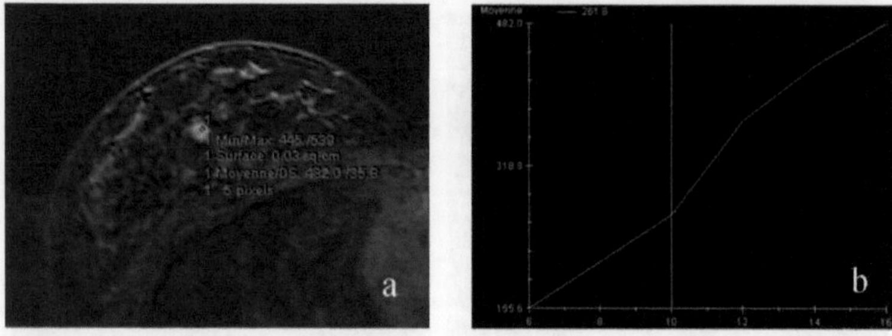

Fig. 24: Curva de tipo I. (a) Sequências injectadas subtraídas, secção axial. (b) Curva de realce. Histologia: fibroadenoma.

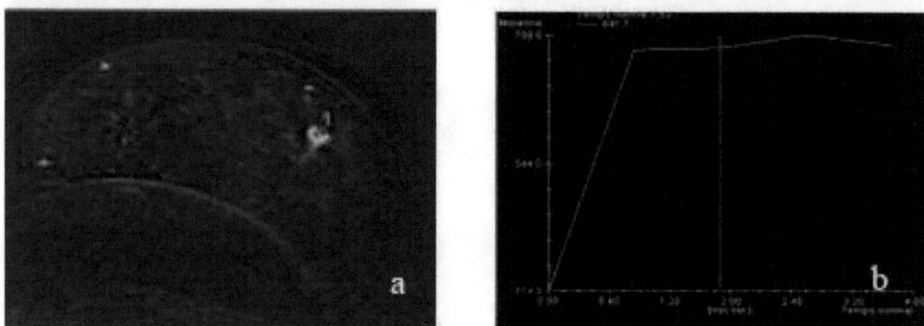

Fig. 25. Curva tipo II (a) Sequências injectadas subtraídas, secção axial. (b) Curva de realce. Histologia: fibroadenoma.

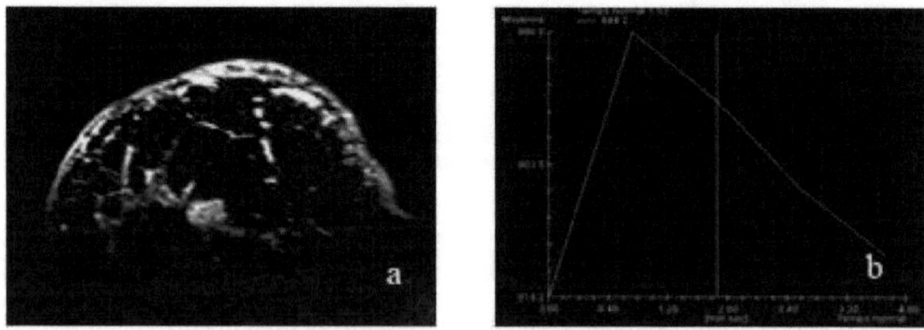

Fig. 26. Curva tipo III (a) Sequências injectadas subtraídas, secção axial. (b) Curva de realce. Histologia: Carcinoma lobular invasivo.

Tumores malignos

1. Carcinoma ductal in situ (DCIS)

Os cancros ductais in situ representam um grupo heterogéneo de lesões que correspondem a uma proliferação de células coesivas no lúmen dos ácinos e dos ductos, respeitando a camada de células mioepiteliais e a membrana basal. Com o advento do rastreio, 80-85% dos cancros ductais in situ são diagnosticados na fase subclínica [42].

1.1. Epidemiologia

O carcinoma intracanal da mama é o precursor do carcinoma invasivo. Representa entre 15% e 20% dos cancros detectados [43]. A incidência também varia consoante o tipo histológico do CMI. Registou-se um aumento de 15 a 22 vezes na incidência de CDIS com comedo-necrose, enquanto a incidência de lesões sem comedo-necrose se manteve estável [44].

A incidência varia consoante a idade. Aumenta gradualmente, atingindo um pico entre os 65 e os 69 anos, e depois diminui até aos 79 anos.

1.2. Clínica

Por vezes, surgem como uma massa palpável, um corrimento claro ou sanguinolento do mamilo ou, mais raramente, como doença de Paget do mamilo. O diagnóstico pode ser descoberto acidentalmente durante a análise de uma biopsia cirúrgica para redução mamária.

1.3. Histologia

Os carcinomas ductais in situ são classificados de acordo com três critérios: a arquitetura da proliferação, o grau de atipia citonuclear e a presença ou ausência de necrose tumoral, por vezes calcificada (fig. 27).

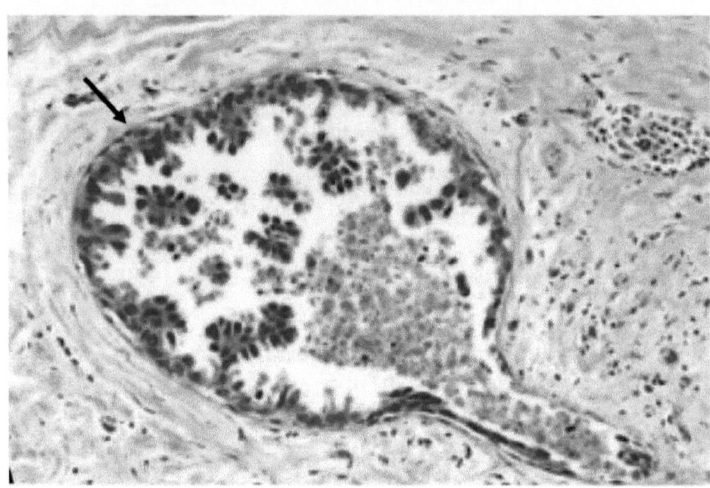

Fig. 27. Carcinoma ductal in situ. Histologia. Proliferação de tumor epitelial que não se estende para além da membrana basal (seta) [45].

1.4. Imagiologia

Na mamografia, o carcinoma in situ manifesta-se em 80% dos casos por um foco de calcificações (fig. 28, 29, 30). As calcificações são de origem secretora, de morfologia insuspeita, redondas e pulverulentas em 57% dos casos, ou de necrose celular, essencialmente microcalcificações punctiformes e vermiculares irregulares [42, 46-48]. A forma e a distribuição das calcificações, como foco não arredondado, distribuição segmentar ou linear, são na maioria das vezes elementos favoráveis ao CCIS.

Outras anomalias mamográficas são muito menos frequentes. Em menos de 10% dos casos, pode existir uma massa de forma irregular ou uma distorção arquitetónica em menos de 10% dos casos.

Além disso, a ecografia é utilizada para procurar uma massa hipoecóica homogénea com contornos microlobulados, que pode ou não estar associada a calcificações e que não parece muito suspeita [49] (fig. 30).

Na elastografia, vários estudos anteriores demonstraram que os carcinomas in situ tendem a ser menos duros do que os carcinomas infiltrantes [5056]. Bae JS et al [52] compararam 70 carcinomas ductais in situ com 50 carcinomas infiltrantes não específicos e encontraram valores de elasticidade mais baixos para os carcinomas ductais in situ do que para os carcinomas infiltrantes não específicos, 74,8 ± 47,4 kPa vs 118,71 ± 70,5 kPa, respetivamente, $p < 0,0001$. Shin J et al [53] também registaram valores de elasticidade mais baixos nos carcinomas ductais in situ do que nos carcinomas infiltrativos não específicos (85,33 ± 66,1 kPa vs 119,04 ± 73,32 kPa, $p = 0,041$). A dureza dos carcinomas infiltrantes é elevada (fig. 30). Isto deve-se em parte à matriz fibrosa extracelular produzida pelos fibroblastos [57].

Na RM, o não-realce de massa é frequentemente encontrado em doentes com lesões CCIS, variando entre 60% e 81%, dependendo da série [58, 59] (fig. 31).

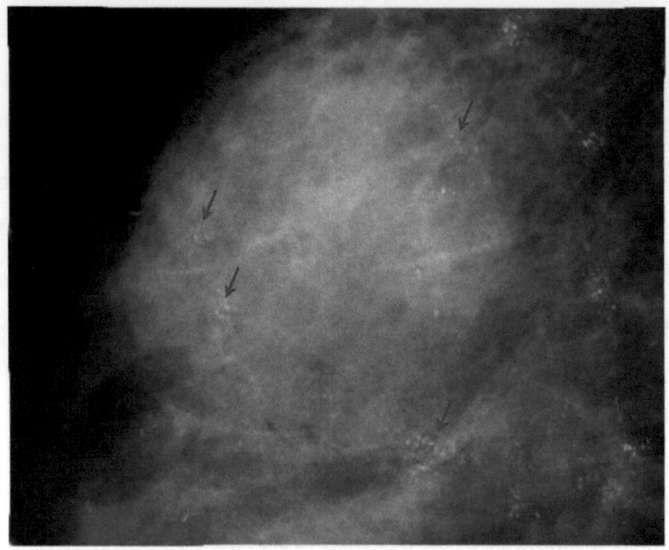

Fig. 28. Carcinoma ductal in situ. Mamografia. Múltiplos focos de microcalcificações amorfas e polimorfas (setas).

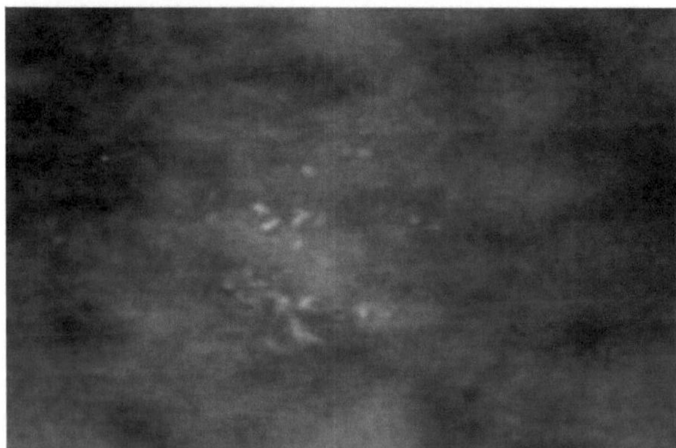

Fig. 29. Comedocarcinoma ductal in situ. Mamografia. Ponto focal de microcalcificações polimorfas.

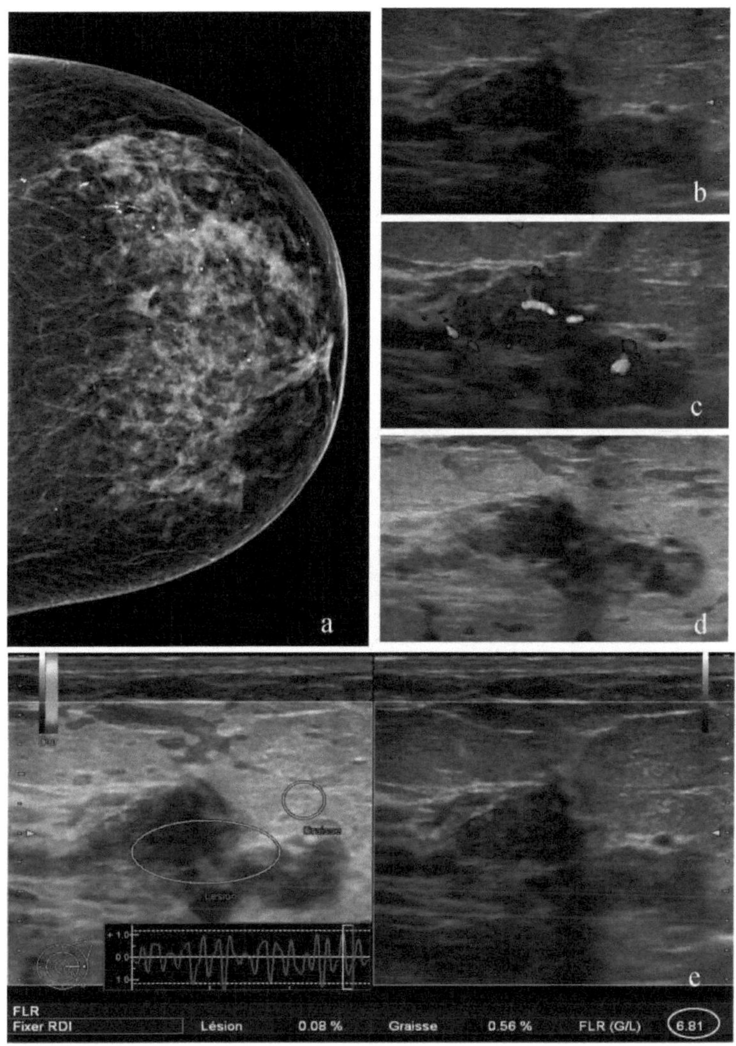

Fig. 30. Carcinoma ductal in situ. (a) Mamografia. Densidade mamária mista, conjuntivo-grandular e gordurosa. Sem massa. Macrocalcificações (setas). (b) Ecografia em modo B. Massa de forma irregular com contornos microlobulados, interface fina, sem efeito acústico posterior. (c) Doppler a cores. Massa hipervascularizada. (d+e) Elastografia. Lesão dura, pontuação 4 com um rácio de elasticidade de 6,81.

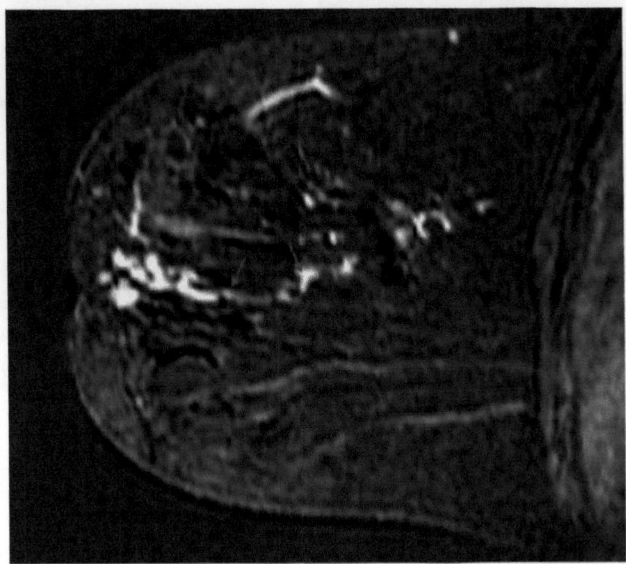

Fig. 31. Carcinoma ductal in situ. RMN. Sequência Tl Fat Sat injectada. Realce linear não maciço que converge para o mamilo.

2. Carcinoma lobular in situ (CLIS)

O carcinoma lobular in situ caracteriza-se por uma proliferação de células pequenas, pouco coesas, com núcleos regulares e arredondados nos lóbulos da mama. São frequentes as localizações múltiplas ou bilaterais.

2.1 Epidemiologia

Os SLCs representam aproximadamente 10-15% dos cancros da mama in situ e 0,7% dos carcinomas lobulares [60-63]. A idade média de aparecimento situa-se nos quarenta anos, e quase dois terços encontram-se na fase pré-menopáusica [64-66]. A sua frequência varia entre 0,8% e 3,8%, segundo os autores [67, 68], e encontra-se em 0,8% a 2% das biopsias de lesões benignas [68].

2.2 Histologia

De acordo com a OMS, a CLIS é definida como um carcinoma dos canalículos intralobulares sem invasão do tecido conjuntivo adjacente. É considerado um fator de risco para o cancro invasivo e não uma condição cancerosa [3].

2.3 Imagiologia

Não têm uma manifestação radiológica específica e são descobertos incidentalmente durante a análise histológica de lesões benignas associadas. Os CLIS apresentam-se principalmente como microcalcificações, em cerca de 95% dos casos, raramente como uma massa redonda ou desorganização arquitetural (fig. 32).

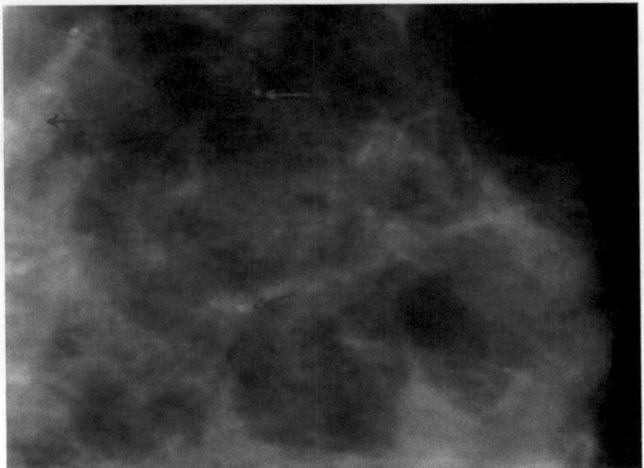

Fig. 32. Carcinoma lobular in situ. Mamografia. Microcalcificações irregulares, polimórficas, em número reduzido (setas) [69].

3. Carcinoma invasivo de tipo não específico (CINST)

O CINST é definido por uma proliferação de células epiteliais ductais que atravessam a membrana basal e se infiltram no tecido mamário onde se encontram os vasos linfáticos e sanguíneos. É o tipo histológico mais comum de cancro da mama. Representa 70 a 80% dos cancros infiltrantes [70].

3.1 Clínica

Manifesta-se mais frequentemente como uma massa palpável. Com o advento do rastreio, o diagnóstico de CINST na fase subclínica está a aumentar.

3.2 Histologia

Macroscopicamente, é um tumor duro com contornos em forma de estrela, raramente mole ou com contornos nítidos [71]. Microscopicamente, o aspeto varia muito, dependendo do grau de diferenciação e da capacidade das células tumorais para formar tubos, trabéculas ou massas (fig. 33).

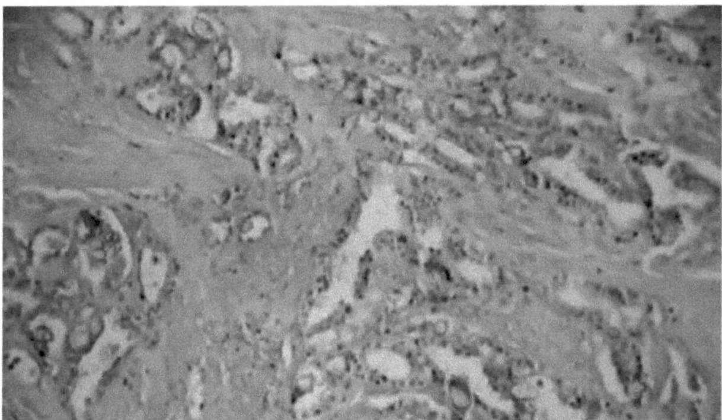

Fig. 33. CINST. Microscopia. Destruição de estruturas epiteliais normais

por proliferação maligna infiltrativa.

3.3 Imagiologia

O aspeto na imagiologia é bem conhecido, mais frequentemente sob a forma de uma massa irregular ou estrelada, distorção arquitetural, microcalcificações e, raramente, uma massa redonda [72].

Na mamografia, o CINST apresenta-se classicamente como uma massa hiperdensa e espiculada (figs. 34 e 35). Raramente, pode aparecer como uma massa circunscrita (fig. 36).

Na ecografia, apresenta-se como uma massa de forma irregular, com contornos irregulares e espiculados, hipoecogénica, atenuante, com um eixo longo não paralelo à pele, rodeada de haloecogénese (figs. 37, 38). Mais raramente, apresenta-se como uma massa circunscrita com realce posterior (fig. 39).

A elastografia é utilizada para confirmar o diagnóstico de uma lesão suspeita de ser maligna, mostrando níveis elevados de dureza em comparação com o tecido mamário adjacente (figs. 40, 41).

Por sua vez, a RM mostra uma massa clássica suspeita de malignidade, ou seja, uma massa irregular, espiculada, com realce heterogéneo, por vezes anular (figs. 42, 43, 44).

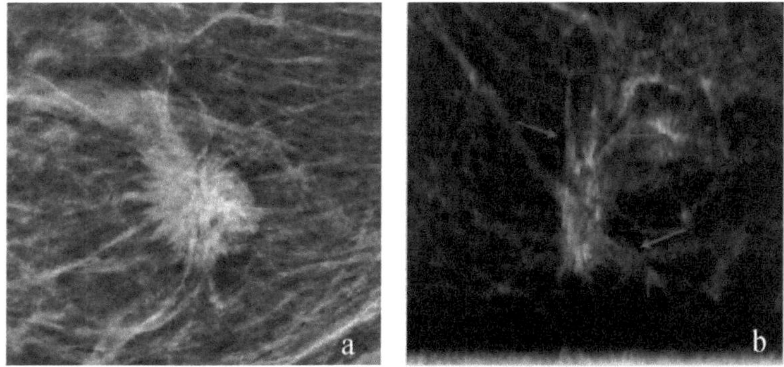

Fig. 34. CINST. Mamografia. (a) Massa numa mulher de 45 anos. (b) Massa numa mulher de 58 anos. Massa hiperdensa, de forma irregular, com contornos espiculados (setas).

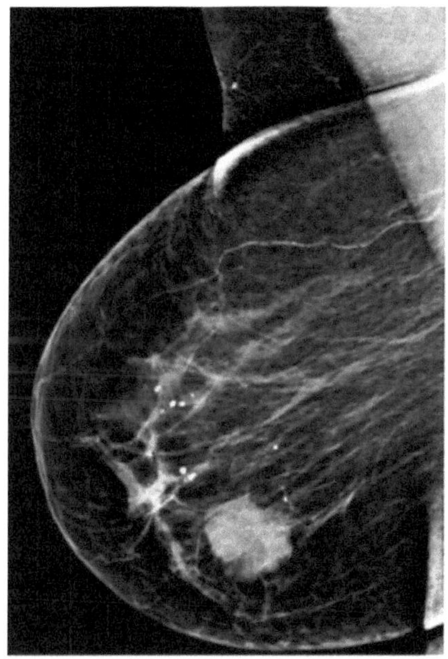

Fig. 35. CINST numa mulher de 71 anos. Mamografia. Massa hiperdensa, de forma irregular e contornos irregulares (seta).

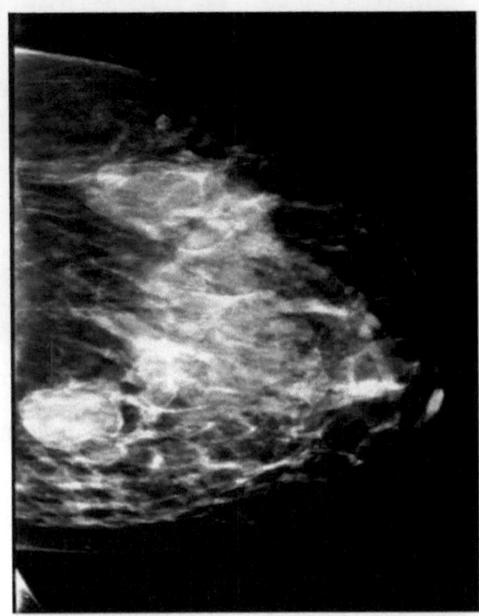

Fig. 36. CINST numa mulher de 43 anos de idade. Mamografia. Massa hiperdensa, redonda, com contornos circunscritos (seta).

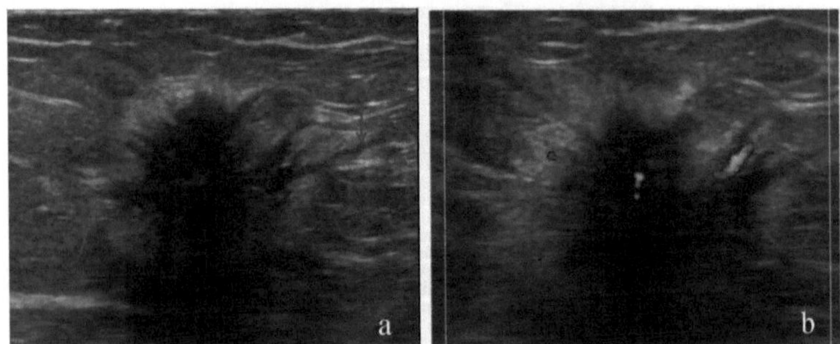

Fig. 37. CINST numa mulher de 45 anos. (a) Ecografia em modo B. Massa de forma irregular com contornos espiculados (em forma de seta), hipoecogénica com atenuação posterior, rodeada por um halo ecogénico periférico. (b) Doppler a cores. Massa com vascularização periférica e central.

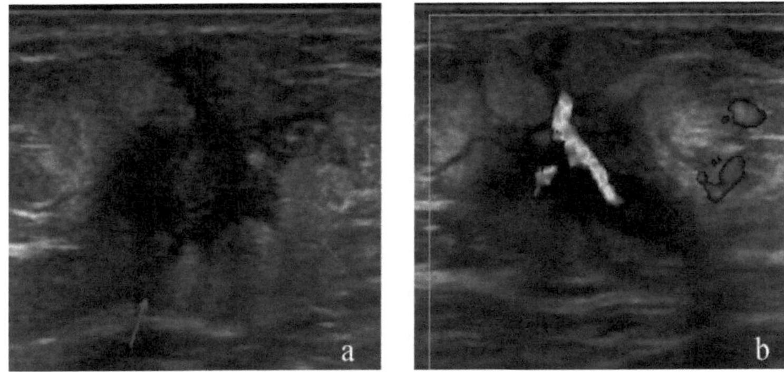

Fig. 38. CINST numa mulher de 52 anos. (a) Ecografia em modo B. Massa de forma irregular com contornos espiculados (setas), hipoecogénica, rodeada por um grande halo ecogénico periférico. (b) Doppler a cores. Massa com vascularização periférica e central.

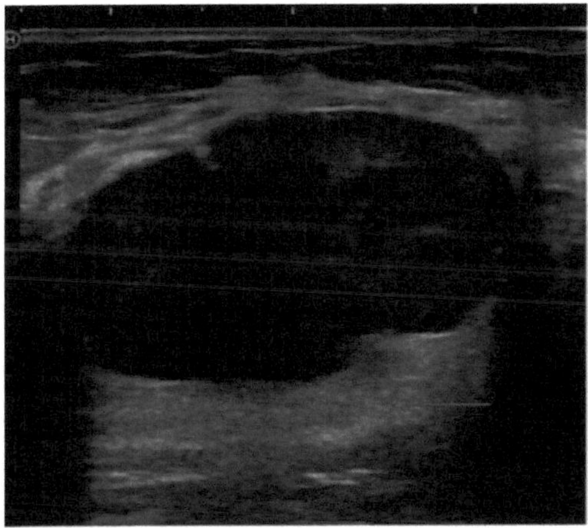

Fig. 39. CINST numa mulher de 49 anos. Ecografia em modo B. Massa de forma oval, contornos lobulados, altamente hipoecogénica, com interface abrupta e realce posterior (seta).

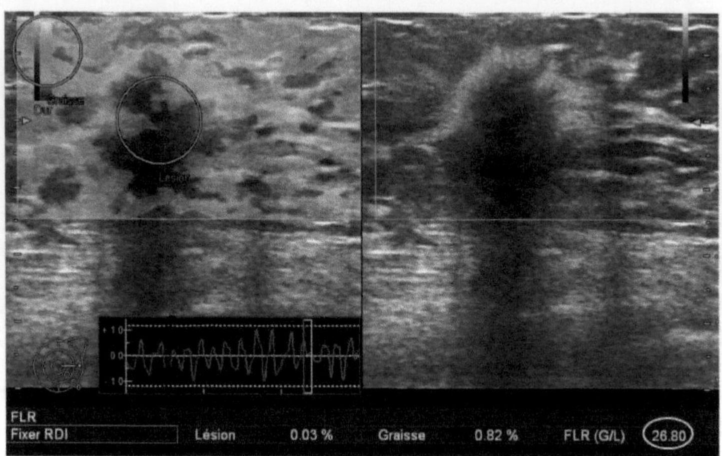

Fig. 40. CINST numa mulher de 45 anos. Elastografia. Massa dura com um rácio de elasticidade de 26,80.

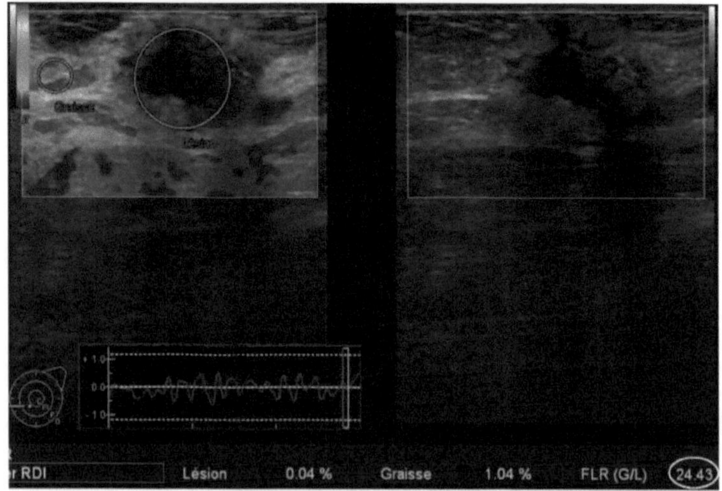

Fig. 41. CINST numa mulher de 52 anos. Elastografia. Lesão dura, pontuação 5 com um rácio de elasticidade de 24,43.

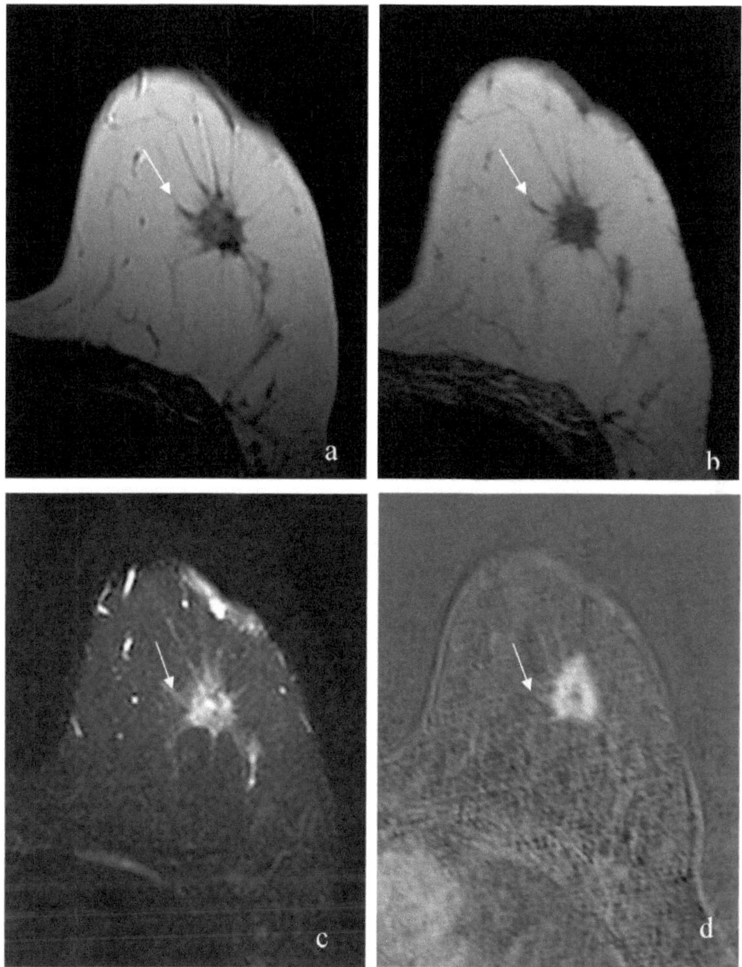

Fig. 42. CINST (a) sequência ponderada em T2, (b) sequência ponderada em T1, (c) sequência T2 fat-sat, (d) sequência de subtração injectada. Massa irregular com contornos espiculados, hipossinal em T1 e T2, hipersinal em T2 fat-sat, realce heterogéneo nas sequências de subtração injectada com presença de espículas (setas).

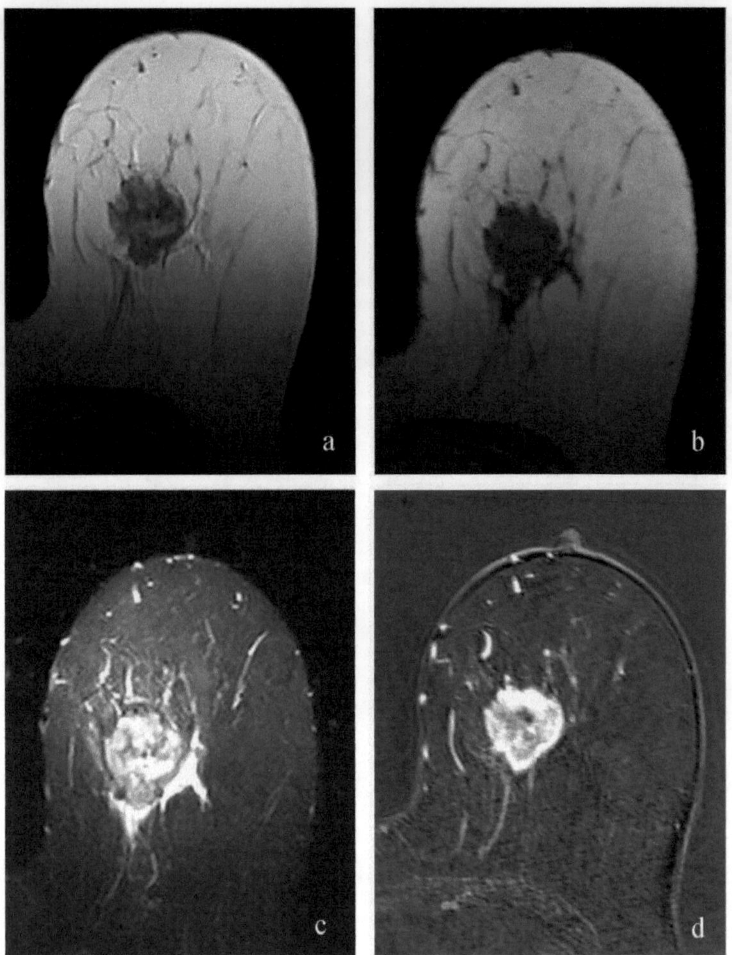

Fig. 43. CINST (a) sequência ponderada em T2, (b) sequência ponderada em T1, (c) sequência T2 fat-sat, (d) sequência de subtração injectada. Massa irregular com contornos irregulares, T1 e T2 baixos, T2 fat-sat baixo, com realce heterogéneo nas sequências de subtração injectada (seta).

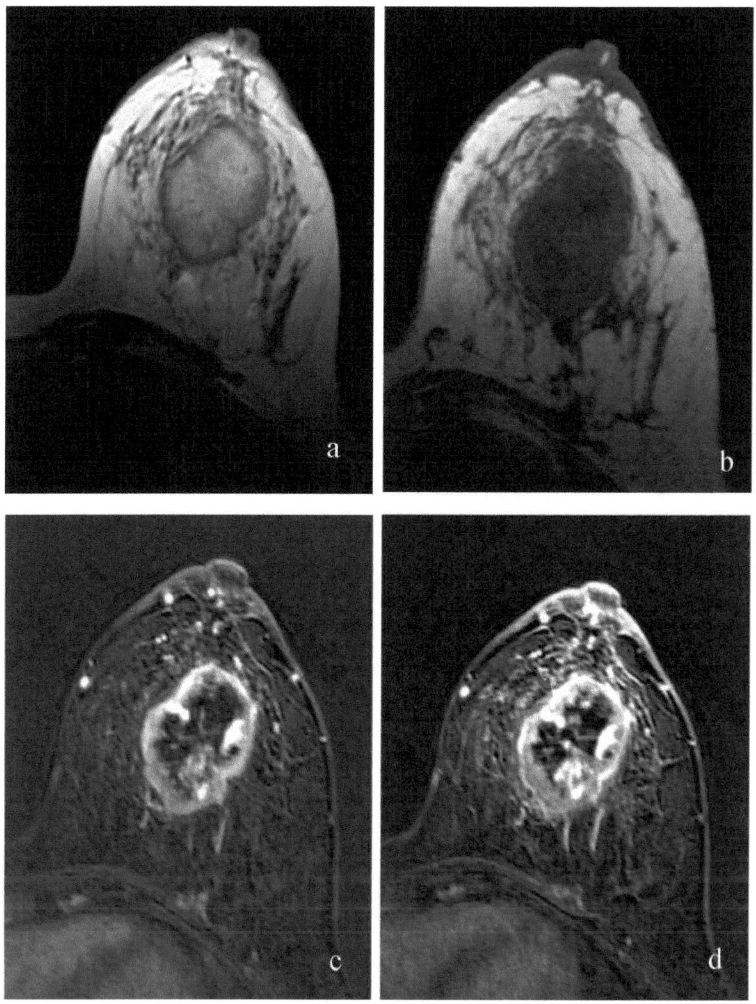

Fig. 44. CINST (a) Sequência ponderada em T2 (b) Sequência ponderada em T (c) Sequência T1 injectada nativa (d) Sequência injectada subtraída (d) Sequência injectada subtraída. Massa de forma e contornos irregulares com hipersinal em T1, hipersinal em T2 e realce anular nas sequências injectadas (setas).

4. Carcinoma lobular invasivo

O carcinoma lobular infiltrante é o segundo tipo histológico mais comum depois do carcinoma infiltrante não específico [73]. Representa aproximadamente 10-15% de todos os cancros da mama invasivos [73, 74]. A incidência do carcinoma lobular invasivo está a aumentar acentuadamente, principalmente em mulheres pós-menopáusicas [75].

4.1. Histologia

Macroscopicamente, trata-se frequentemente de uma massa irregular, mal circunscrita e difícil de medir. Microscopicamente, os carcinomas lobulares infiltrantes são constituídos por células pequenas, redondas, não coesas, isoladas ou em "fila indiana", que tendem a infiltrar-se no tecido mamário adjacente, sem destruir as estruturas anatómicas ou provocar uma reação desmoplásica franca [76] (fig. 45).

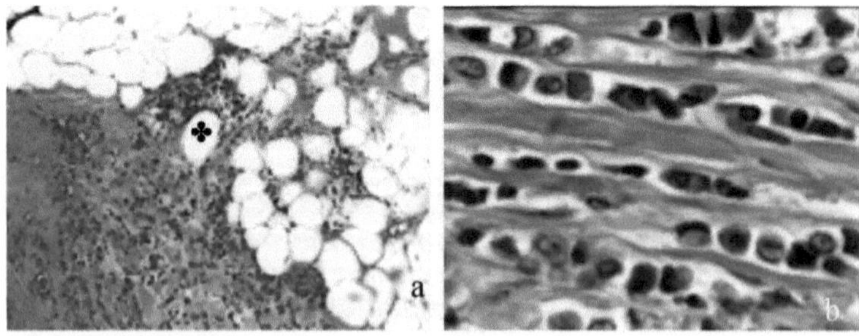

Fig. 45. Carcinoma lobular invasivo. Microscopia. (a) Infiltração de tecido adiposo por células isoladas sem estroma de reação fibrosa (asterisco). (b) Disposição das células em "ficheiro indiano" [77].

4.2 Imagiologia

A originalidade do carcinoma lobular infiltrante na imagiologia deve-se principalmente à dificuldade de o detetar na mamografia e na ecografia mamária. Pode ter apresentações específicas e por vezes subtis [78, 79]. É a principal causa de falsos negativos e cancros de intervalo [80-82]. A segunda dificuldade com o carcinoma lobular infiltrante é a avaliação do seu tamanho. É particularmente difícil avaliar a extensão das lesões na mamografia e na ecografia mamária, e a RM pré-operatória está normalmente indicada [83-86].

Na mamografia, os carcinomas lobulares infiltrantes apresentam-se frequentemente como imagens subtis, tais como uma massa esparsa, assimetria e distorção arquitetural, muitas vezes visível apenas numa única incidência e raramente associada a microcalcificações (fig. 46).

Na ecografia, a anomalia mais comum é uma massa hipoecogénica irregular [87] (fig. 47). Ocasionalmente, os carcinomas lobulares infiltrantes podem apresentar-se como um cone de sombra posterior isolado, sem massa identificável (Fig. 48) [78]. É menos provável que tenham um eixo vertical longo e são mais frequentemente hiperecogénicos ou com uma porção hiperecogénica [79, 88, 89]. No entanto, existem ainda casos em que a ecografia não revela qualquer anomalia [90].

Em estudos efectuados por Aoudia et al [91], 30 carcinomas lobulares infiltrantes foram comparados com 55 carcinomas infiltrantes não específicos. Os carcinomas lobulares infiltrantes eram mais duros do que os carcinomas infiltrantes não específicos, com um rácio de elasticidade médio de $56,4 \pm 46,28$ e $28,43 \pm 35,43$, respetivamente, com uma diferença significativa (P = 0,004) (fig. 49). De forma semelhante, Brkljacic et al [92] verificaram que os carcinomas lobulares infiltrantes apresentavam um rácio de elasticidade médio mais elevado do que os carcinomas infiltrantes não específicos, respetivamente 180,41 + 27,06 kPa vs 162,20 + 37,46 kPa, P < 0,05.

A elastografia parece refletir melhor a extensão das lesões do que a ecografia de modo B. No estudo de Aoudia et al [91], os carcinomas lobulares infiltrantes apresentaram valores de rácio de tamanho mais elevados em comparação com os carcinomas infiltrantes não específicos, respetivamente 1,56 ± 0,39 e 1,21 ± 0,14 (P < 0,001) (fig. 47, 48). Este facto pode ser explicado pela natureza histológica particular dos carcinomas lobulares infiltrantes, que são constituídos por células pequenas, redondas, não coesas, isoladas ou em "fila indiana", tendendo a infiltrar-se no tecido mamário adjacente sem o destruir [93].

A RM é amplamente reconhecida como a modalidade de deteção mais sensível para o carcinoma lobular invasivo, com uma sensibilidade de 83% a 100% [94-99]. Esta sensibilidade é superior à de outras modalidades de diagnóstico, que varia entre 65% e 98% para o exame clínico, 81% e 98% para a mamografia e 68% e 98% para a ecografia [80, 82, 83, 88, 100]. A maioria das lesões apresenta um realce semelhante a uma massa, com forma e contorno irregulares ou mesmo espiculados [101] (fig. 50). Podem ser observadas outras anomalias na RM, como uma massa principal rodeada por múltiplos focos ou realce heterogéneo focal, regional e multifocal sem massa ou contraste septal sem uma massa dominante (fig. 51).

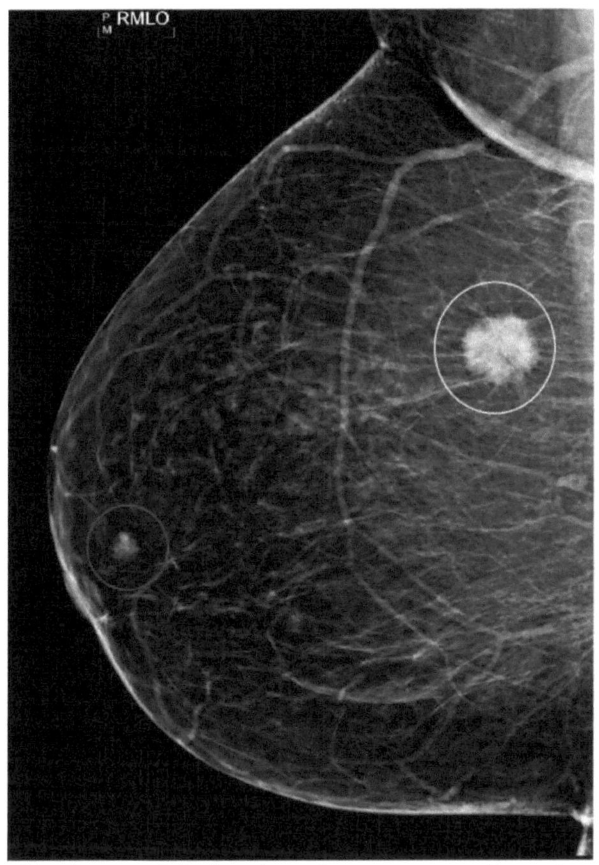

Fig. 46. Carcinoma lobular invasivo numa mulher de 48 anos. Mamografia. Massa retroareolar pequena e esparsa com contornos irregulares (círculo vermelho). Histologia: carcinoma lobular invasivo. Está associada a outra massa hiperdensa com contornos espiculados (círculo amarelo). Histologia: CINST.

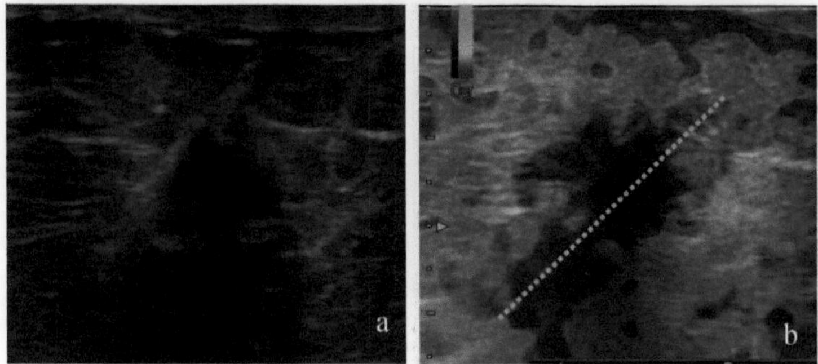

Fig. 47. Carcinoma lobular invasivo numa mulher de 48 anos. (a) Ecografia em modo B. Massa de forma irregular com contornos espiculados e interface fina com atenuação posterior. (b) Elastografia. Massa dura, parece mais extensa do que no modo B.

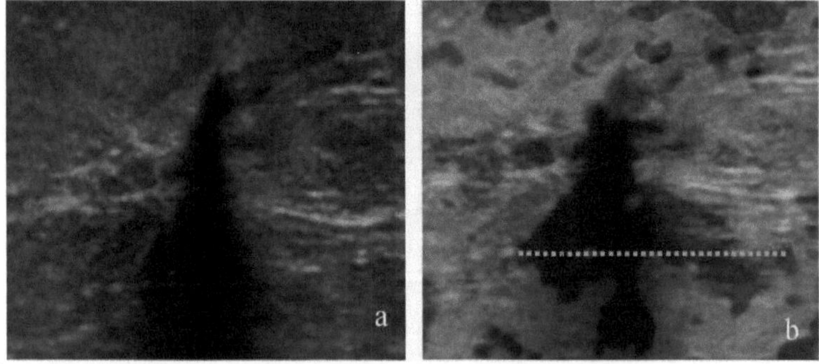

Fig. 48. Carcinoma lobular invasivo numa mulher de 50 anos (a) Ecografia em modo B. Atenuação do feixe de ultrassom, sem massa claramente visível. (b) Elastografia. A lesão atenuante no modo B é mais visível e mais extensa na elastografia.

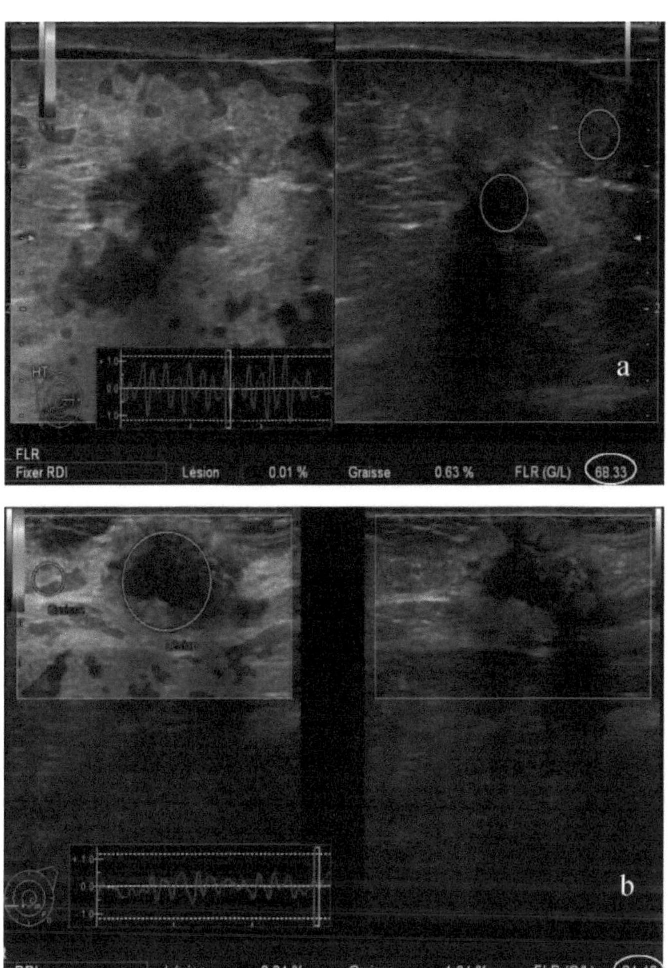

Fig. 49. Carcinoma lobular invasivo vs CINST. (a) Carcinoma lobular invasivo (b) CINST. A massa do carcinoma lobular invasivo é mais dura do que a do CINST.

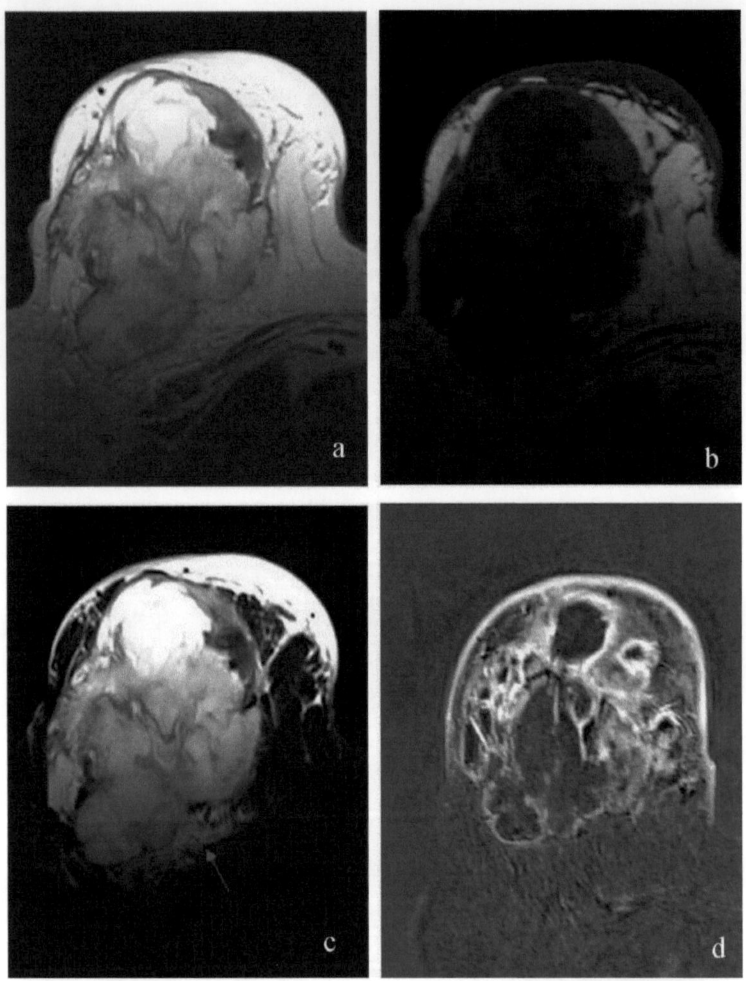

Fig. 50. Carcinoma lobular invasivo (a) Sequência ponderada em T2 (b) Sequência ponderada em T1 (c) Sequência T2 Fat Sat (d) Sequência de subtração injectada. Grande massa com forma e contornos irregulares, hipersinal heterogéneo em T2, hipossinal heterogéneo em T1, realce anular nas sequências injectadas.

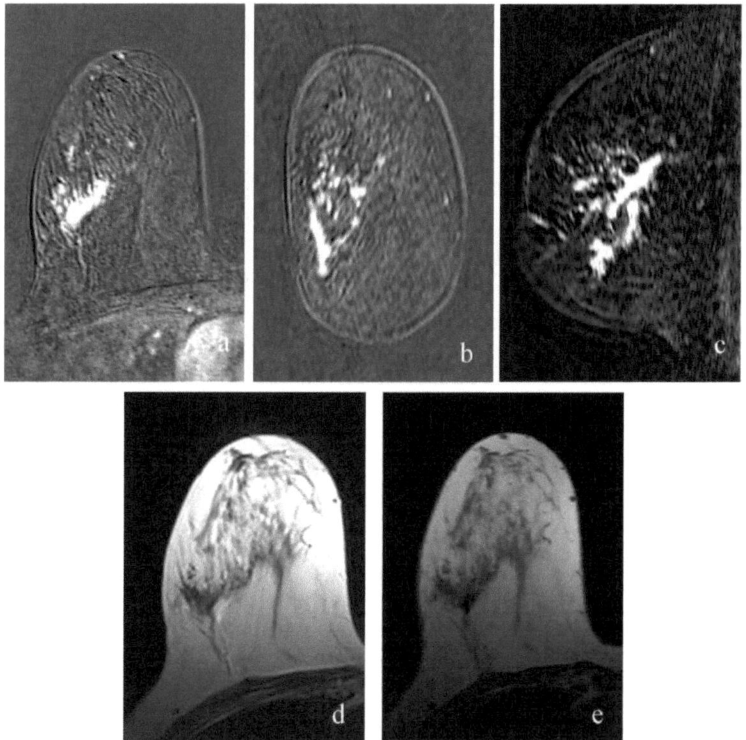

Fig. 51. Carcinoma lobular invasivo (a+b+c) Sequências de subtração injectada. (d) Sequência ponderada em T2. (e) Sequência ponderada em T1. Realce regional não maciço que não ocupa um volume no espaço (setas), não visível nas sequências morfológicas T1 e T2.

5. Carcinoma papilar intracístico

O carcinoma papilar intracístico é um tipo particular de cancro da mama. Trata-se de um tumor epitelial da mama bem circunscrito, com um crescimento papilar atípico no interior de um ducto dilatado.

5.1 Epidemiologia

É um tumor ductal maligno raro, representando 0,5 a 1% de todos os cancros da mama [103, 104]. Pode ser isolado ou associado a carcinoma ductal in situ ou carcinoma invasivo [103]. A idade de início é frequentemente após os 40 anos, com uma média de idades que varia entre os 55 e os 67 anos [104, 105]. Caracteriza-se por um crescimento lento e um bom prognóstico, com uma taxa de sobrevivência livre de doença a 10 anos de 91% [104, 105].

5.2 Clínica

Em 50% dos casos, o tumor apresenta-se como uma massa central, frequentemente retroareolar. O tamanho do tumor varia entre 1 e 14 cm. Pode também apresentar-se como um corrimento mamilar sanguinolento ou pode ser descoberto por acaso durante uma mamografia de rastreio. O envolvimento dos gânglios linfáticos é raro [103, 106].

5.3 Histologia

Histologicamente, macroscopicamente, um quisto fibroso de paredes espessas contém uma formação nodular, arredondada ou polilobada, friável e hemorrágica [104, 107]. Microscopicamente, a arquitetura do tumor é papilar, a lesão está geralmente localizada num ducto quístico e é caracterizada por uma pequena arborescência fibrovascular desprovida de uma camada de células mioepiteliais e uma proliferação epitelial neoplásica que apresenta as características morfológicas de um carcinoma ductal in situ de baixo grau [108, 109].

5.4 Imagiologia

Os contornos espiculados são raros [110, 111].

A ecografia mamária mostra uma massa quística complexa com um componente sólido nodular e a presença de ecos e detritos na porção quística (fig. 52). O Doppler a cores demonstra a vascularização central e periférica da porção sólida da massa [103, 107, 111, 112].

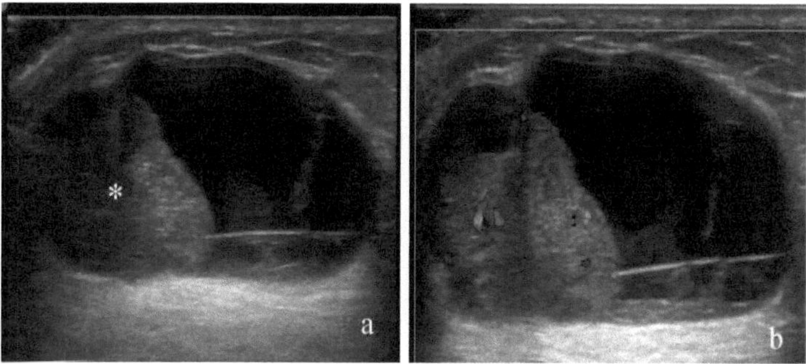

Fig. 52. Carcinoma papilar intracístico. (a) Ecografia em modo B. Massa sólido-cística, cuja porção sólida mostra um nódulo mural (asterisco), hipoecogénico, com contornos microlobulados, e a porção quística de parede espessa, contendo ecos e detritos em declínio no seu interior. (b) Doppler a cores. O nódulo de parede vascularizada em modo Doppler.

6. Carcinoma micropapilar invasivo

O carcinoma micropapilar da mama é uma entidade histológica rara e agressiva [113]. Foi descrito pela primeira vez como uma entidade por Fisher em 1980 [114] e só em 1993 é que o termo e a classificação foram introduzidos por Siriaunkgul et al [115].

6.1 Epidemiologia

A arquitetura histológica micropapilar encontra-se em 2-8% de todos os cancros da mama; o carcinoma micropapilar puro é pouco frequente e compreende 0,9-2% dos carcinomas da mama [116, 117]. A idade média de aparecimento situa-se entre os 50 e os 60 anos [118-124]. O carcinoma micropapilar infiltrante da mama caracteriza-se por uma aparência histológica única e um mau prognóstico devido à invasão maciça dos gânglios linfáticos, com uma incidência elevada de aproximadamente 79,6% [125].

6.2 Histologia

A aparência histológica dos carcinomas micropapilares mostra uma invasão maciça de ninhos epiteliais rodeados por um espaço claro dentro de um estroma fibroso. O reconhecimento desta entidade é crucial, mesmo que constitua um pequeno contingente de um carcinoma da mama, porque permite a previsão de metástases nos gânglios linfáticos, independentemente do tamanho do tumor [126].

6.3 Imagiologia

O aspeto mamográfico é inespecífico, com a maioria das lesões a aparecerem como massas irregulares ou espiculadas, hiperdensas, com microcalcificações em aproximadamente 66,7% dos casos [127-131].

Na ecografia, as lesões são predominantemente hipoecóicas com contornos irregulares [127, 132-139]. Num estudo que avaliou carcinomas micropapilares por ecografia, foram obtidos 47% de falsos negativos e a extensão da lesão foi subestimada em 81% dos casos [132]. A adição de elastografia foi relatada como uma ferramenta importante para uma melhor avaliação do tumor [138] (fig. 53).

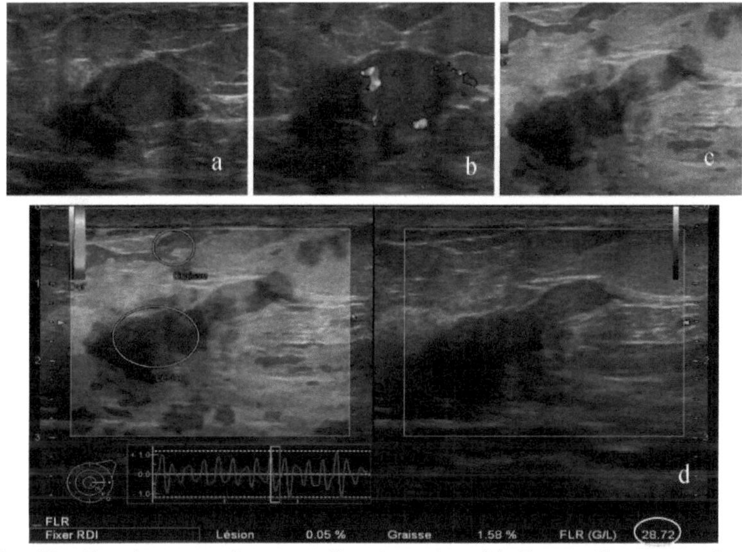

Fig. 53. Carcinoma micro-papilar invasivo (a) Ecografia em modo B. Massa de forma irregular com contornos irregulares, hipoecogénica, homogénea, com uma interface fina e sem efeito acústico posterior. (b) Doppler a cores. Vascularização central e periférica (c+d) Elastografia. Massa dura, índice de elasticidade 5, rácio de elasticidade 28,72.

7. Carcinoma mucinoso invasivo

O carcinoma mucinoso ou coloide é uma variante histológica particular do carcinoma da mama. Trata-se de um cancro em que as células tumorais segregam mucina. Foi descrito pela primeira vez em 1826 por Geschickter [140].

7.1 Epidemiologia

A forma pura representa 0,8 a 1,5% de todos os carcinomas invasivos [140] e 33 a 95% de todos os carcinomas mucinosos da mama [140]. A idade média de aparecimento do carcinoma mucinoso puro situa-se entre os 49 e os 67 anos [141].

7.2 Clínica

Em mais de 80% dos casos, o motivo da consulta é uma massa palpável [142-144], frequentemente no quadrante superolateral [144-148].

7.3 Histologia

Macroscopicamente, a massa é mole, redonda e bem circunscrita, com um conteúdo gelatinoso translúcido ou avermelhado ao corte. Microscopicamente, o cancro é constituído por trabéculas, cordões ou tubos, no interior de abundantes manchas mucóides, separadas por finas divisórias fibrosas (fig. 54).

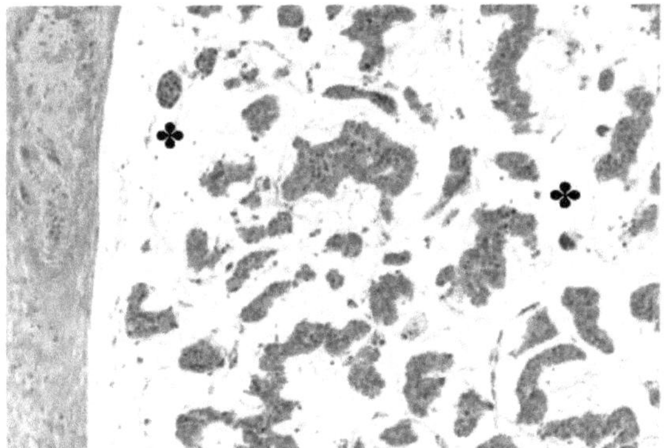

Fig. 54. Cancro mucinoso. Microscopia. Aglomerados de células tumorais a flutuar em placas de muco (asteriscos) [149].

7.4 Imagiologia

7.5

A aparência mamográfica mais sugestiva é a de uma massa hiperdensa, circunscrita ou polilobada, com contornos finamente irregulares ou regulares [140, 150]. A imagem típica é conhecida como uma "bola de algodão" e está associada à deslocação do tumor do tecido circundante sem qualquer invasão real [140]. O carcinoma mucinoso misto aparece como uma massa com contornos irregulares ou mesmo especulares [144, 151, 152]. O número de espículas é inversamente proporcional à quantidade de muco [144, 152, 153]. As microcalcificações são raras e estão geralmente associadas a carcinoma in situ [140, 145]. A mamografia pode ser normal em 5 a 15% dos casos [145] (fig. 55).

A aparência ecográfica difere de acordo com o tipo de carcinoma mucinoso; o carcinoma mucinoso puro é uma lesão lobulada homogénea, iso ou hipoecóica, com contornos circunscritos e realce posterior, sendo este último explicado pela presença de muco (fig. 55).

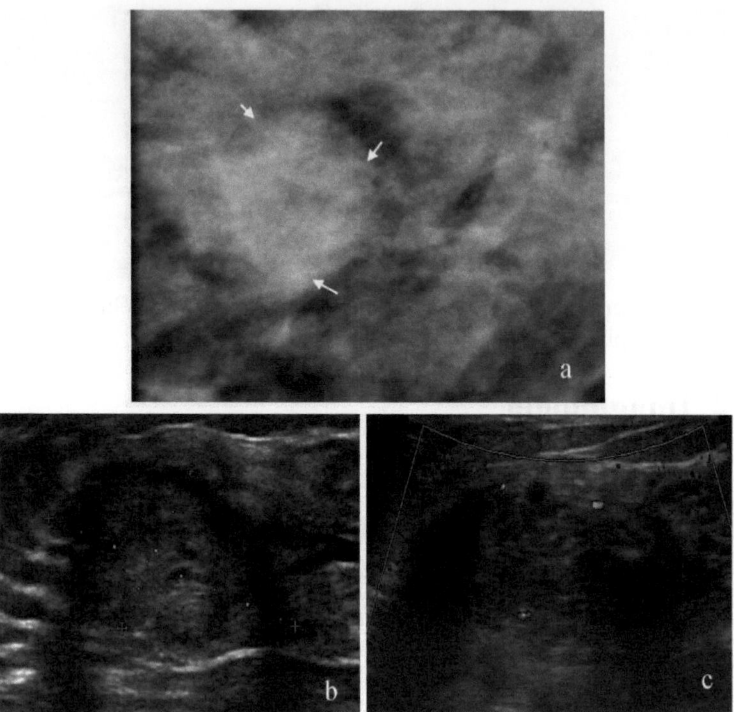

Fig. 55. Carcinoma mucinoso invasivo (a) Mamografia. Massa isodensa inserida no tecido glandular (setas). (b) Ecografia em modo B. Massa oval, hipoecogénica, com contornos microlobulados, sem efeito acústico posterior. (c) Doppler a cores. Massa pouco vascularizada.

8. Carcinoma apócrino invasivo

O carcinoma apócrino é um tumor maligno raro na sua forma pura. É um carcinoma que apresenta características citológicas e imunohistoquímicas de células apócrinas em mais de 90% do tumor [154].

8.1. Epidemiologia

A frequência do carcinoma apócrino varia consoante as séries de 0,3 a 4% [155]. A utilização do marcador anti-GCDFP-15, que é um marcador de diferenciação apócrina, no estudo imuno-histoquímico revela uma maior incidência da presença destas células nas lesões tumorais, com células apócrinas focais observadas em pelo menos 30% dos carcinomas infiltrantes [154]. Numerosos estudos não encontraram qualquer diferença na idade de aparecimento entre o carcinoma ductal apócrino e não apócrino [156-158]. A idade de início varia entre os 19 e os 86 anos, com uma idade média de diagnóstico de 52 anos [157].

8.2. Clínica

O carcinoma apócrino não difere de outros carcinomas não apócrinos. Aparece mais frequentemente como um nódulo mamário palpável ou é descoberto durante o exame mamográfico [158, 159]. A maioria das massas localiza-se no quadrante supra-lateral [160]. No entanto, tem sido frequentemente demonstrado que os carcinomas apócrinos são multicêntricos em 9,7% dos casos, em comparação com outros carcinomas da mama [161]. Para os carcinomas apócrinos, a taxa de metástases linfonodais é comparável à dos carcinomas infiltrantes de tipos não específicos [162] e não há diferença significativa na sobrevivência a dez anos dos carcinomas apócrinos em comparação com os carcinomas não apócrinos, respetivamente 80,2% versus 78,9% [161]. No futuro, o diagnóstico de carcinoma apócrino poderá ter um significado prognóstico com uma resposta diferente aos tratamentos com antiandrogénios [163].

8.3. Histologia

Microscopicamente, os carcinomas apócrinos são constituídos por células com citoplasma granular, um núcleo vesicular e nucleado e gotículas secretoras no pólo apical PAS+. A arquitetura é tubulo-glandular ou trabecular.

8.4. Imagiologia

No que diz respeito à imagiologia, vários estudos concluíram que as características mamográficas e ecográficas dos carcinomas apócrinos são semelhantes às dos carcinomas infiltrativos não específicos [164-166] (fig. 56).

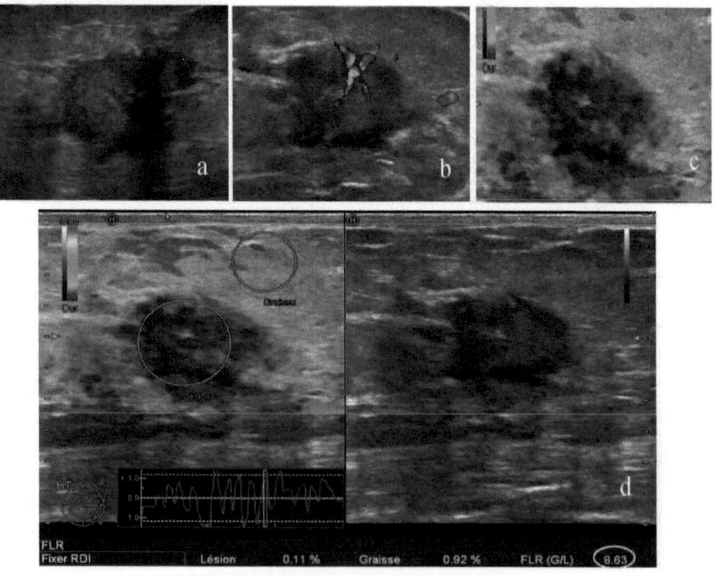

Fig. 56. Carcinoma apocrino invasivo: (a) Ecografia em modo B. Massa hipoecogénica com forma e contornos irregulares, interface abrupta, sem efeito acústico posterior. (b) Doppler a cores. Massa hipervascularizada (c+d) Elastografia. Lesão dura com um índice de elasticidade de 5 e um rácio de elasticidade elevado de 8,63.

9. Carcinoma neuroendócrino invasivo

Os tumores neuroendócrinos primários da mama foram descritos pela primeira vez por Cubilla et al. em 1977. Estão bem definidos na classificação da OMS de 2003 pelos seus aspectos morfológicos, que são semelhantes aos tumores neuroendócrinos de outros locais, e pela imunoexpressão de marcadores neuroendócrinos em mais de 50% do tumor [167].

9.1 Epidemiologia

Estes tumores são raros, representando menos de 0,1% de todos os cancros da mama e menos de 1% dos tumores neuroendócrinos [168, 169]. Os carcinomas neuroendócrinos ocorrem geralmente em mulheres idosas na casa dos setenta anos [170]. Este tipo histológico também pode ser encontrado em homens [171, 172].

9.2 Histologia

Foram descritos quatro grupos: carcinomas neuroendócrinos sólidos, carcinóides atípicos, carcinomas de pequenas células e carcinomas neuroendócrinos de grandes células [167].

Macroscopicamente, as neuroendócrinas mamárias apresentam-se como uma massa amarelo-esbranquiçada, redonda ou polilobada, de consistência firme, ou raramente gelatinosa se houver um componente mucinoso associado [167].

Microscopicamente, os carcinomas neuroendócrinos de grandes células representam uma fronteira entre o carcinoma neuroendócrino carcinoide atípico e o carcinoma neuroendócrino de pequenas células [173]. As células são grandes com citoplasma moderado a abundante. Na imunohistoquímica, as células neuroendócrinas sintetizam neuropeptídeos comuns (serotonina, calcitonina) e outros neuropeptídeos específicos, como a Enolase Específica do Neurónio (NSE), a cromogranina A e a sinaptofisina [174].

9.3 Imagiologia

O aspeto mamográfico parece ser semelhante ao do carcinoma da mama não específico [175]. Estes tumores apresentam-se na mamografia como uma massa hiperdensa com contornos irregulares ou microobulados [176]. As massas espiculadas na mamografia são raras [177] (fig. 57). Na ecografia, a massa é hipoecogénica e homogénea [176] (fig. 57). As microcalcificações são menos comuns do que noutros carcinomas da mama. O envolvimento da pele é raro, principalmente em estádios avançados [178].

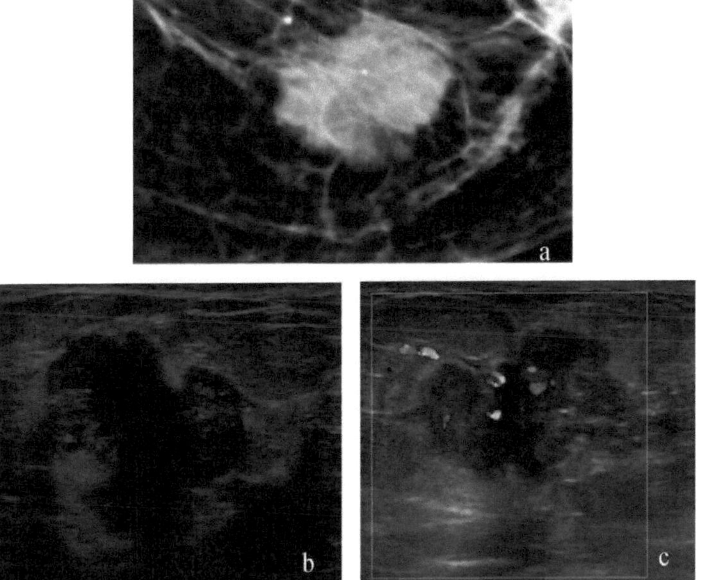

Fig. 57. Carcinoma neuroendócrino invasivo (a) Mamografia. Massa hiperdensa com forma e contornos irregulares (seta). (b) Ecografia em modo B. Massa hipoecogénica de forma irregular, sem efeito acústico posterior.

(c) Doppler a cores. Massa vascularizada.

(c) Doppler a cores. Massa vascularizada.

10. Outros tumores malignos

10.1 Carcinoma medular

Representando 2% dos carcinomas invasivos, frequentemente associados a uma mutação BRAC1, é um carcinoma bem definido composto por células pouco diferenciadas com um infiltrado linfoide moderado a acentuado e um estroma esparso. Na imagiologia, aparece como uma massa redonda ou oval com um contorno circunscrito, imitando uma lesão benigna [179].

10.2 Carcinoma tubular

Inicialmente raro (1% dos carcinomas invasivos), está a tornar-se mais comum à medida que o rastreio se generaliza. Trata-se de uma lesão dura, em forma de estrela, formada por células regulares dispostas em túbulos, rodeadas por um estroma fibroso abundante.

O resultado imagiológico é tipicamente uma massa estelar com um centro denso muito pequeno ou uma distorção arquitetónica, mais raramente uma massa redonda ou microcalcificações amorfas [180].

Apêndice 1: Classificação histológica dos carcinomas da mama da OMS de 2012

EPITHELIAL TUMOURS		Invasive papillary carcinoma	8503/3
Microinvasive carcinoma		Acinic cell carcinoma	8550/3
		Mucoepidermoid carcinoma	8430/3
Invasive breast carcinoma		Polymorphous carcinoma	8525/3
Invasive carcinoma of no special type (NST)	8500/3	Oncocytic carcinoma	8290/3
Pleomorphic carcinoma	8022/3	Lipid-rich carcinoma	8314/3
Carcinoma with osteoclast-like stromal giant cells	8035/3	Glycogen-rich clear cell carcinoma	8315/3
Carcinoma with choriocarcinomatous features		Sebaceous carcinoma	8410/3
Carcinoma with melanotic features		Salivary gland/skin adnexal type tumours	
Invasive lobular carcinoma	8520/3	Cylindroma	8200/0
Classic lobular carcinoma		Clear cell hidradenoma	8402/0*
Solid lobular carcinoma		**Epithelial–myoepithelial tumours**	
Alveolar lobular carcinoma		Pleomorphic adenoma	8940/0
Pleomorphic lobular carcinoma		Adenomyoepithelioma	8983/0
Tubulolobular carcinoma		Adenomyoepithelioma with carcinoma	8983/3*
Mixed lobular carcinoma		Adenoid cystic carcinoma	8200/3
Tubular carcinoma	8211/3	**Precursor lesions**	
Cribriform carcinoma	8201/3	Ductal carcinoma in situ	8500/2
Mucinous carcinoma	8480/3	Lobular neoplasia	
Carcinoma with medullary features		Lobular carcinoma in situ	
Medullary carcinoma	8510/3	Classic lobular carcinoma in situ	8520/2
Atypical medullary carcinoma	8513/3	Pleomorphic lobular carcinoma in situ	8519/2*
Invasive carcinoma NST with medullary features	8500/3	Atypical lobular hyperplasia	
Carcinoma with apocrine differentiation		**Intraductal proliferative lesions**	
Carcinoma with signet-ring-cell differentiation		Usual ductal hyperplasia	
Invasive micropapillary carcinoma	8507/3*	Columnar cell lesions including flat epithelial atypia	
Metaplastic carcinoma of no special type	8575/3	Atypical ductal hyperplasia	
Low-grade adenosquamous carcinoma	8570/3	**Papillary lesions**	
Fibromatosis-like metaplastic carcinoma	8572/3	Intraductal papilloma	8503/0
Squamous cell carcinoma	8070/3	Intraductal papilloma with atypical hyperplasia	8503/0
Spindle cell carcinoma	8032/3	Intraductal papilloma with ductal carcinoma in situ	8503/2*
Metaplastic carcinoma with mesenchymal differentiation		Intraductal papilloma with lobular carcinoma in situ	8520/2
Chondroid differentiation	8571/3	Intraductal papillary carcinoma	8503/2
Osseous differentiation	8571/3	Encapsulated papillary carcinoma	8504/2
Other types of mesenchymal differentiation	8575/3	Encapsulated papillary carcinoma with invasion	8504/3
Mixed metaplastic carcinoma	8575/3	Solid papillary carcinoma	
Myoepithelial carcinoma	8982/3	In situ	8509/2
Rare types		Invasive	8509/3
Carcinoma with neuroendocrine features		**Benign epithelial proliferations**	
Neuroendocrine tumour, well-differentiated	8246/3	Sclerosing adenosis	
Neuroendocrine carcinoma, poorly differentiated (small cell carcinoma)	8041/3	Apocrine adenosis	
Carcinoma with neuroendocrine differentiation	8574/3	Microglandular adenosis	
Secretory carcinoma	8502/3		

Radial scar/complex sclerosing lesion	
Adenomas	
Tubular adenoma	8211/0
Lactating adenoma	8204/0
Apocrine adenoma	8401/0
Ductal adenoma	8503/0

MESENCHYMAL TUMOURS

Nodular fasciitis	8828/0*
Myofibroblastoma	8825/0
Desmoid-type fibromatosis	8821/1
Inflammatory myofibroblastic tumour	8825/1
Benign vascular lesions	
Haemangioma	9120/0
Angiomatosis	
Atypical vascular lesions	
Pseudoangiomatous stromal hyperplasia	
Granular cell tumour	9580/0
Benign peripheral nerve-sheath tumours	
Neurofibroma	9540/0
Schwannoma	9560/0
Lipoma	8850/0
Angiolipoma	8861/0
Liposarcoma	8850/3
Angiosarcoma	9120/3
Rhabdomyosarcoma	8900/3
Osteosarcoma	9180/3
Leiomyoma	8890/0
Leiomyosarcoma	8890/3

FIBROEPITHELIAL TUMOURS

Fibroadenoma	9010/0
Phyllodes tumour	9020/1
Benign	9020/0
Borderline	9020/1
Malignant	9020/3
Periductal stromal tumour, low grade	9020/3
Hamartoma	

TUMOURS OF THE NIPPLE

Nipple adenoma	8506/0
Syringomatous tumour	8407/0
Paget disease of the nipple	8540/3

MALIGNANT LYMPHOMA

Diffuse large B-cell lymphoma	9680/3
Burkitt lymphoma	9687/3
T-cell lymphoma	
Anaplastic large cell lymphoma, ALK-negative	9702/3
Extranodal marginal-zone B-cell lymphoma of MALT type	9699/3
Follicular lymphoma	9690/3

METASTATIC TUMOURS

TUMOURS OF THE MALE BREAST

Gynaecomastia	
Carcinoma	
Invasive carcinoma	8500/3
In situ carcinoma	8500/2

CLINICAL PATTERNS

Inflammatory carcinoma	8530/3
Bilateral breast carcinoma	

[a] The morphology codes are from the International Classification of Diseases for Oncology (ICD-O) {463B}. Behaviour is coded /0 for benign tumours, /1 for unspecified, borderline or uncertain behaviour, /2 for carcinoma in situ and grade III intraepithelial neoplasia, and /3 for malignant tumours; [b] The classification is modified from the previous WHO histological classification of tumours {1413} taking into account changes in our understanding of these lesions. In the case of neuroendocrine neoplasms, the classification has been simplified to be of more practical utility in morphological classification; *These new codes were approved by the IARC/WHO Committee for ICD-O.

Referências

1. Hill C, Doyon F. Incidência do cancro em França em 2000 e alterações desde 1950. Boletim do Cancro 2005;92:7-11.
2. Couturaud B, Fitoussi A. Anatomia / cirurgia do cancro da mama. Tratamento conservador, oncoplastia. Techniques chirurgicales gynécologie. Elsevier Masson; 2011; 4-7.
3. Lakhani SR, Ellis IO, Schnitt SJ, Tan PH, van de Vijver MJ (Eds.): Classificação da OMS para os tumores da mama. IARC: Lyon 2012.
4. Baur A, Bahrs SD, Speck S, Wietek BM, Kremer B, Vogel U, et al. Ressonância magnética da mama do carcinoma ductal puro in situ: sensibilidade do diagnóstico e influência das características da lesão. Eur J Radiol 2013;82:1731-7.
5. Hammersleya JA, Partridgeb SC, Blitzera GC, Deitcha S, Rahbarb H. Gestão de lesões mamárias de alto risco encontradas em mamografia ou ultrassom: o valor da ressonância magnética com contraste para excluir malignidade. Clinical Imaging 49; 2018; 174180.
6. Andolina VF, Lill√O SL, Willison KM, Mammographic Imaging. Um guia prático. 2 nd ed. Lippincott Williams and Wilkins; 2001.
7. Austin C. R e Short R. V. Hormonal Control of Reproduction. 2ª edição de Reproduction in Mammals, Vol.3. Cambridge: Cambridge University Press. 1984.
8. Faulconer LS, Parham CA, Connor DM, Kuzmiak C, et al. Efeito da compressão da mama na visibilidade das características da lesão com imagens melhoradas por difração. Acad Radiol 2010; 17 (4) : 433-40. Epub 2009 Dec 29.
9. Kinzelin S. Posicionamento, o √Otape cl√O do exame de mamografia.

Imagerie du sein Elsevier Masson, 2012; 2: 19-27.

10. Mancuso S, Ottolenghi G. A projeção oblíqua no estudo radiológico da mama. Minerva Ginecol 1989; 41 (7): 325-8.

11. Konguth PJ, Rimer BK, Conaway MR, et al. Impact of patient-controlled compression on the mammography experience (Impacto da compressão controlada pelo paciente na experiência mamográfica). Radiology 1993; 186 (1): 99-102.

12. Muntz EP, Logan WW, Tamanho do ponto focal. E supressão de dispersão em mamografia de ampliação. AJR Am J Roentgenol 1979; 133 (3): 453-9.

13. Corsetti V, Houssami N, Ferrari A, Ghirardi M, Bellarosa S, Angelini O, et al. Rastreio mamário com ultra-sons em mulheres com mamas densas negativas para mamografia: evidências sobre a deteção incremental de cancro e falsos positivos, e custos associados. Eur J Cancer. 2008 Mar;44(4):539-44.

14. Athanasiou A, Tardivon A, Ollivier L, Thibault F, El Khoury C, Neuenschwander S. Como otimizar a ecografia mamária. Eur J Radiol. 2009 Jan;69(1):6-13.

15. Weinstein SP, Conant EF, Sehgal C. Avanços técnicos na imagiologia por ultra-sons da mama. Semin Ultrasound CT MR. 2006 Aug;27(4):273-83.

1 6. Sehgal CM, Weinstein SP, Arger PH, Conant EF. Uma revisão da ecografia mamária. J Mammary Gland Biol Neoplasia. 2006 Abr;11(2):113-23.

17. Amersham Health. Enciclopédia de Imagiologia Médica. http://eu.aershamhealth/com/medcyclopaedia/

18. Clevert DA, Jung EM, Jungius KP, Ertan K, Kubale R. Value of tissue harmonic imaging (THI) and contrast harmonic imaging (CHI) in detection and characterisation of breast tumours. Eur Radiol 2007 ; 17 : 1-10.

19. Rosen EL, Soo MS. Sonografia de lesões mamárias por imagem harmónica de tecidos: análise de margens, conspicuidade e qualidade de imagem melhoradas em comparação com a ecografia convencional. Clin Imaging. 2001 Nov-Dez;25(6):379-84.

20. Athanasiou A, Balleyguier C. Novas técnicas de ecografia mamária. Imagerie de la Femme. 2007;17(4):247-54.

21. Huber S, Wagner M, Medl M, Czembirek H. Imagens espaciais compostas em tempo real em ultrassom de mama. Ultrasound Med Biol 2002; 28: 155-63.

22. Cha JH, Moon WK, Cho N, Chung SY, Park SH, Park JM, et al. Differentiation of benign from malignant solid breast masses: conventional US versus compound imaging. Radiology 2005;237:841-6.

23. Balu-Maestro C. Noções básicas de ultrassom de mama. Imager ie du sein. Paris : Elsevier-Masson ; 2012. p. 101-17.

24. Dickinson RJ, Hill CR. Medição do movimento de tecidos moles usando a correlação entre varreduras A. Ultrasound Med Biol 1982;8(3):263-71.

25. Krouskop TA, Dougherty DR, Vinson FS. Um sistema ultrassónico de Doppler pulsado para efetuar medições não invasivas das propriedades mecânicas dos tecidos moles. J Rehabil Res Dev 1987;24(2):1-8.

26. Youk JH, Gweon HM, Son EJ. Elastografia por ondas de cisalhamento em ultrassonografia mamária: o estado da arte. Ultrasonography. 2017 Oct;36(4):300-309. doi: 10.14366/usg.17024.

27. Tristant H, Benmussa M, Bokobsa J, Elbaz P. Variação da mama normal: aspectos mamográficos e ultra-sonográficos. Encycl Méd Chir 1994; 810-G-15.

2 8.Sardanelli F, Boetes C, Borisch B, Decker T, Federico M, Gilbert FJ, et al. Magnetic resonance imaging of the breast: recommendations from the EUSOMA working group. Eur J Cancer. 2010 May;46(8):1296-316.

29. El Khouli RH, Macura KJ, Kamel IR, Bluemke DA, Jacobs MA. Os efeitos da aplicação da compressão da mama em imagens de RM com contraste dinâmico. Radiologia 2014;272:79-90.

30. Wilkinson J, Appleton CM, Margenthaler JA. Utilidade da ressonância magnética da mama para avaliação da doença residual após biópsia excisional. J Surg Res 2011;170:233-9.

31. Lee JM, Orel SG, Czerniecki BJ, Solin LJ, Schnall MD. MRI antes da cirurgia de reexcisão em doentes com cancro da mama. AJR Am J Roentgenol 2004;182:473-80.

3 2.Orel SG, Reynolds C, Schnall MD, Solin LJ, Fraker DL, Sullivan DC. Carcinoma da mama: imagiologia por RM antes da biopsia re-excisional. Radiology 1997;205:429-36.

33. Kuhl C. O estado atual da imagiologia por RM da mama. Parte I. Escolha da técnica, interpretação da imagem, precisão do diagnóstico e transferência para a prática clínica. Radiology. 2007 Aug;244(2):356-78.

34. Mann RM, Kuhl CK, Kinkel K, Boetes C. Ressonância magnética da mama: directrizes da Sociedade Europeia de Imagiologia da Mama. Eur Radiol 2008;18:1307-18.

3 5.Szumowski J, Coshow W, Li F, Coombs B, Quinn SF. Método Dixon de três pontos de eco duplo para supressão de gordura por RM. Magn Reson Med 1995;34(1):120-4.

3 6.Sharma U, Danishad KK, Seenu V, Jagannathan NR. Estudo longitudinal da avaliação por RMN e imagens ponderadas por difusão da resposta tumoral em doentes com cancro da mama localmente avançado submetidas a quimioterapia neoadjuvante. NMR Biomed 2009;22:104-13.

3 7.Iacconi C, Giannelli M, Marini C, Cilotti A, Moretti M, Viacava P, et al. O papel da difusividade média (MD) como índice preditivo da resposta à quimioterapia no cancro da mama localmente avançado: um estudo preliminar. Eur Radiol 2010;20:303-8.

38. Negendank W. Estudos de tumores humanos por MRS: uma revisão. NMR Biomed 1992;5(5):303-24.

39. Bartella L, Morris EA, Dershaw DD, Liberman L, Thakur SB, Moskowitz C, et al. A espetroscopia de protões MR com pico de colina como marcador de malignidade melhora o valor preditivo positivo para o diagnóstico do cancro da mama: estudo preliminar. Radiology 2006;239(3):686-92.

40. Baek HM, Chen JH, Nalcioglu O, Su MY. Espectroscopia de RM de protões para monitorizar a resposta precoce do tratamento do cancro da mama à quimioterapia neo-adjuvante. Ann Oncol 2008;19(5): 1022-4.

41. Kuhl CK, Mielcareck P, Klaschik S, Leutner C, Wardelmann E, Gieseke J, Schild HH. Dynamic breast MR imaging: are signal intensity time course data useful for differential diagnosis of enhancing lesions? Radiology. 1999 Apr;211(1):101-10.

42. Holland R, Hendriks JH. Microcalcificações associadas ao carcinoma ductal in situ: correlação mamográfico-patológica. Semin Diagn Pathol. 1994 Aug;11(3):181-92.

43. Rogel A, Hamers F, Quintin C, De Maria F, Bonaldi C, Beltzer N, et al.

Incidência e rastreio do cancro da mama em França. Últimos dados disponíveis: outubro de 2016 [Internet]. Paris: 2016 [citado 2019 Jul 19].

44. Li CI, Daling JR, Malone KE. Taxas de incidência específicas por idade de carcinomas da mama in situ por tipo histológico, 1980 a 2001. Cancer Epidemiol. Biomark. Prev. Publ. Am. Assoc. Cancer Res. Patrocinado pela Am. Soc. Prev. Oncol. 2005;14:1008- 11.
45. Morgane Sand. Carcinoma ductal invasivo da mama associado a um componente in situ: avaliação diagnóstica e prognóstico por RM. Ginecologia e Obstetrícia. 2019. dumas-02549516.
46. Kinkel K, Gilles R, F√Oger C, GuinebretivXre JM, Tardivon AA, Masselot J, Vanel D. Áreas focais de opacidade aumentada no carcinoma ductal in situ do tipo comedo: correlação mamográfica-patológica. Radiology. 1994 Aug;192(2):443-6.
47. Faverly DR, Burgers L, Bult P, Holland R. Imagens tridimensionais do carcinoma ductal mamário in situ: implicações clínicas. Semin Diagn Pathol. 1994 Aug;11(3):193-8.
48. Barreau B, de Mascarel I, Feuga C, MacGrogan G, Dilhuydy MH, Picot V, Dilhuydy JM, de Lara CT, Bussi^®res E, Schreer I. Mamografia do carcinoma ductal in situ da mama: revisão de 909 casos com correlações radiográficas e patológicas. Eur J Radiol. 2005 Apr;54(1):55-61.
49. Wang LC, Sullivan M, Du H, Feldman MI, Mendelson EB. Aparência americana do carcinoma ductal in situ. Radiographics. 2013 Jan-Fev;33(1):213-28.
50. Chang JM, Moon WK, Cho N et al. Aplicação clínica da elastografia por ondas de cisalhamento (SWE) no diagnóstico de doenças benignas e malignas da mama. Breast Cancer Res Treat, 2011, 129:89-97.
51. Evans A, Whelehan P, Thomson K et al. Elastografia quantitativa por ultra-sons de ondas de cisalhamento: experiência inicial em massas

mamárias sólidas. Breast Cancer Res, 2010, 12:R104.

52.Bae JS, Chang JM, Lee SH, Shin SU, Moon WK. Previsão de cancro da mama invasivo utilizando elastografia de ondas de cisalhamento em pacientes com carcinoma ductal in situ confirmado por biópsia. Eur Radiol 2017; 27:7-15.

5 3.Shin JY, Kim SM, Yun LB, Jang M et al. Preditores de Câncer de Mama Invasivo em Pacientes com Carcinoma Ductal In Situ em Biópsia por Agulha de Núcleo Guiada por Ultrassom. Jornal de ultrassom em medicina. 2018, 10.1002/jum.14722.

54.Cong R, Li J, Guo S. Uma nova classificação de padrão qualitativo de elastografia de ondas de cisalhamento para avaliação de massa mamária sólida. Revista Europeia de Radiologia 2017; Volume 87, 111 - 119

55.Berg WA, Mendelson EB, Cosgrove DO, et al. Quantitative Maximum Shear-Wave Stiffness of Breast Masses as a Predictor of Histopathologic Severity (Rigidez Quantitativa Máxima das Ondas de Cisalhamento das Massas Mamárias como Preditor da Gravidade Histopatológica). Am J Roentgenol, 2015, 205:448-455

56.Evans, A. et al.Stiffness at shear-wave elastography and patient presentation predicts upgrade at surgery following an ultrasound-guided core biopsy diagnosis of ductal carcinoma in situ. Clinical Radiology , 2016, Volume 71 , Issue 11 , 1156 - 1159.

57.Lanigan, F., D. O'Connor, F. Martin, e W. M. Gallagher. 2007. Molecular links between mammary gland development and breast cancer (Ligações moleculares entre o desenvolvimento da glândula mamária e o cancro da mama). Cell Mol Life Sci 64:3159- 84.

58.Greenwood HI, Heller SL, Kim S, Sigmund EE, Shaylor SD, Moy L. Carcinoma Ductal in Situ das Mamas: Revisão das Características de Imagem por RM. RadioGraphics 2013;33:1569-88.

59. Jansen SA, Newstead GM, Abe H, Shimauchi A, Schmidt RA, Karczmar GS. Carcinoma Ductal Puro in Situ: Características Cinéticas e Morfológicas da RM Comparadas
com aspeto mamográfico e grau nuclear. Radiologia 2007;245:684-91.
60. Agwalt T, Cunnungham D, Hadjiminas D. Differences in presentation of lobular, ductal, mixed and special typa breast cancer (Diferenças na apresentação do cancro da mama lobular, ductal, misto e especial). Suplementos EJC. 2005 Sep;3(1):21.
61. Mersein H, Yildirim E, Gulben K, Berberglu U. O carcinoma lobular invasivo é diferente do carcinoma ductal invasivo? ESJO. 2003 May;29(4):390-5. [PubMed]
62. David J Hilleren, Ingvar T Andersson, Karin Lindholm M, Folke S Linnel. Invasive lobular carcinoma: mammographic findings in a 10 years experience. Radiology. 1991 Jan;178(1):149-54.
6 3. Silverstein MJ, Bernard SL, James R, et al. Infiltrating lobular carcinoma. Is it different from infiltrating duct carcinoma? 1994 Mar 15;73(6):1673-1677.
64. Watermann DO, Tempfer C, Hefler LA, Parat C, Stickeler E. A morfologia ultra-sónica do cancro da mama lobular invasivo é diferente em comparação com outros tipos de cancro da mama. Ultrasound un med and Biol. 2005;31(2):167-174. [PubMed]
65. Colin C. Diagnóstico combinado sem sangue. J Gynécol Obstet Biol Reprod. 1980:104.
66. Guilford P, Hopkins J, Harraway J, Clesd M, et al. E-cadherin germline mutations in familial gastric cancer. Nature. 1998 Mar 26;392(6674):402-5.
67. Maublanc MA, Briffod M. Citodiagnóstico em patologia mamária EMC. Gyn écologie. 1989:4-5.

68. Raudrant D, Rochet Y, Frappart L, Cokinos D, Magnin G, Bremond A. Lesões fronteiriças da mama: Estudo anatomopatológico, clínico e terapêutico. Rev fr gynécol. 1995;45:38-43.

69. Lévy L, Michelin J, Teman G, Martin B, Lacan A, Dana A e Meyer D. Diagnóstico das microcalcificações mamárias. Encycl Méd Chir (Elsevier, Paris), Radiodiagnóstico - Urologia-Ginecologia, 34-825-A-10, 1999, 27 p.

70. Corben AD. Patologia da doença invasiva da mama. Surg Clin North Am. 2013 Apr;93(2):363-92.

71. Hagay C, Chérel P, de Maulmont C, Ouhioun O, Nodiot P, Plantet MM. Gestão das microcalcificações. J Le Sein 2001; t.11 (1-2): 79-99.

72. Dixon AM. Ecografia mamária. Indicações, técnicas e resultados. Issy-les-Moulineaux: Elsevier Masson; 2009.

73. Arpino G, Bardou VJ, Clark GM, Elledge RM. Infiltrating lobular carcinoma of the breast: tumor characteristics and clinical outcome. Breast Cancer Res. 2004;6(3):R149-56.

74. Li CI, Daling JR. Changes in breast cancer incidence rates in the United States by histologic subtype and race/ethnicity, 1995 to 2004 (Alterações nas taxas de incidência do cancro da mama nos Estados Unidos por subtipo histológico e raça/etnia, 1995 a 2004). Cancer Epidemiol Biomarkers Prev. 2007 Dec;16(12):2773-80.

75. Lopez JK, Bassett LW. Invasive lobular carcinoma of the breast: spectrum of mammographic, US, and MR imaging findings. Radiographics. 2009 Jan-Fev;29(1):165-76.

76. Christgen M, Steinemann D, Kühnle E, Langer F, Gluz O, Harbeck N, Kreipe H. Cancro da mama lobular: Características clínicas, moleculares e morfológicas. Pathol Res Pract. 2016 Jul;212(7):583-97.

77. Jalaguier-Coudray A, Thomassin-Piana J.Massas sólidas: quais as l√Osões anatomopatológicas subjacentes? Journal of Diagnostic and Interventional Radiology, Volume 95, Edição 2, fevereiro de 2014, Páginas 158-174.
78. Chapellier C, Balu-Maestro C, Bleuse A, Ettore F, Bruneton JN. Ultrasonografia do carcinoma lobular invasivo da mama: padrões sonográficos e valor diagnóstico: relato de 102 casos. Clin Imaging. 2000 Nov-Dez;24(6):333-6.
79. Jones KN, Magut M, Henrichsen TL, Boughey JC, Reynolds C, Glazebrook KN. Carcinoma lobular puro da mama apresentando-se como uma massa hiperecóica: incidência e características imagiológicas. AJR Am J Roentgenol. 2013 Nov;201(5):W765-9.
80. Hilleren DJ, Andersson IT, Lindholm K, Linnell FS. Carcinoma lobular invasivo: achados mamográficos numa experiência de 10 anos. Radiology. 1991 Jan;178(1):149- 54.
81. Krecke KN, Gisvold JJ. Carcinoma lobular invasivo da mama: achados mamográficos e extensão da doença aquando do diagnóstico em 184 doentes. AJR Am J Roentgenol. 1993 Nov;161(5):957-60.
82. Le Gal M, Ollivier L, Asselain B, Meunier M, Laurent M, Vielh P, Neuenschwander S. Mammographic features of 455 invasive lobular carcinomas. Radiology. 1992 Dec;185(3):705-8.
83. Berg WA, Gutierrez L, NessAiver MS, Carter WB, Bhargavan M, Lewis RS, Ioffe OB. Diagnostic accuracy of mammography, clinical examination, US, and MR imaging in preoperative assessment of breast cancer. Radiology. 2004 Dec;233(3):830-49.
84. Wurdinger S, Kamprath S, Eschrich D, Schneider A, Kaiser WA. False-negative findings of malignant breast lesions on preoperative magnetic resonance mammography (Achados falso-negativos de lesões malignas

da mama na mamografia por ressonância magnética pré-operatória). Breast. 2001 Apr;10(2):131-9.

85. Kneeshaw PJ, Turnbull LW, Smith A, Drew PJ. Dynamic contrast enhanced magnetic resonance imaging aids the surgical management of invasive lobular breast cancer. Eur J Surg Oncol. 2003 Feb;29(1):32-7.

86. Boetes C, Veltman J, van Die L, Bult P, Wobbes T, Barentsz JO. The role of MRI in invasive lobular carcinoma. Breast Cancer Res Treat. 2004 Jul;86(1):31-7.

87. Albayrak ZK, Onay HK, Karata "g GY, Karata "g O. Invasive lobu-lar carcinoma of the breast: mammographic and sonographicevaluation. Diagn Interv Radiol 2011;17(3):232-8.

88. Cawson JN, Law EM, Kavanagh AM. Carcinoma lobular invasivo: características ecográficas de cancros detectados num programa BreastScreen. Australas Radiol 2001;45(1):25-30.

89. Mesurolle B, Mignon F, Ariche-Cohen M, Goumot PA. [Carcinoma lobular da mama invasivo-infra-centimétrico: características ultra-sonográficas]. J Radiol 2003;84(2 Pt 1):147-51.

90. Butler RS, Venta LA, Wiley EL, Ellis RL, Dempsey PJ, Rubin E. Avaliação ecográfica do carcinoma lobular infiltrante. AJRAm J Roentgenol
1999;172(2):325-30.

91. Aoudia *L,* Bendib SE. Elastografia mamária do carcinoma lobular invasivo. Multidiscip Cancer Invest. abril de 2023, Volume 7, Edição 2.

92. ºBrklja/çi/á B, Divjak E, Tomasovi/á-Lon/çari/á /a, Te≈ i⁄a V, Ivanac G. Características sonoelastográficas de ondas de cisalhamento de cancros da mama lobulares invasivos. Croat Med J. 2016 Feb;57(1):42-50. doi: 10.3325/cmj.2016.57.42.

93. Grajo JR, Barr RG. Strain elastography for prediction of breast cancer

tumor grades. J Ultrasound Med. 2014 Jan;33(1):129-34. doi: 10.7863/ultra.33.1.129.

94. Boetes C, Veltman J, van Die L, Bult P, Wobbes T, Barentsz JO.The role of MRI in invasive lobular carcinoma. Breast CancerRes Treat 2004;86(1):31-7.

95. Fabre Demard N, Boulet P, Prat X, Charra L, Lesnik A, Taou-rel P. [Breast MRI in invasive lobular carcinoma: diagnosis andstaging]. J Radiol 2005;86(9 Pt 1):1027- 34.

96. Francis A, England DW, Rowlands DC, Wadley M, WalkerC, Bradley SA. O diagnóstico do carcinoma lobular invasivo da mama. Será que a ressonância magnética tem um papel a desempenhar? Breast 2001;10(1):38-40.

97. Kneeshaw PJ, Turnbull LW, Smith A, Drew PJ. A ressonância magnética dinâmica com contraste auxilia a gestão cirúrgica do cancro da mama lobular invasivo. Eur J Surg Oncol2003;29(1):32-7.

98. Munot K, Dall B, Achuthan R, Parkin G, Lane S, Horgan K. Role ofmagnetic resonance imaging in the diagnosis and single-stage surgical resection of invasive lobular carcinoma of the breast.Br J Surg 2002;89(10):1296-301.

9 9.Schelfout K, Van Goethem M, Kersschot E, Colpaert C, Schelf-hout AM, Leyman P, et al. Contrast-enhanced MR imagingof breast lesions and effect on treatment. Eur J Surg Oncol2004;30(5):501-7.

100. Paramagul CP, Helvie MA, Adler DD. Carcinoma lobular invasivo: aspeto ecográfico e papel da ecografia na melhoria da sensibilidade do diagnóstico. Radiologia 1995;195(1):231-4.

101. Mann RM, Hoogeveen YL, Blickman JG, Boetes C. MRI comparedto conventional diagnostic work-up in the detection and eva-luation of invasive

lobular carcinoma of the breast: a reviewwof existing literature. Breast Cancer Res Treat 2008;107(1):1-14.

102 Solorzano CC, Middleton LP, Hunt KK et al. Treatment and outcome of patients with intracystic papillary carcinoma of the breast, American Journal of Surgery, vol. 184, no. 4, pp. 364-368, 2002.

103.Aitbenkaddour Y, El Hasnaoui S, Fichtali K, Fakhir B, Jalal H, Kouchani M, Aboulfalah A, Abbassi H. Carcinoma papilar intracístico da mama: relato de três casos e revisão da literatura. Case Rep Obstet Gynecol. 2012; 2012: 979563.

104 Salem A, Mrad K, Driss M, Hamza R, Mnif N. Intracystic papillary carcinoma of the breast. JRadiol. 2009 Abr; 90(4): 515-518.

105. Lefkowitz M, Usar CM, Lefkowitz W, Wargotz ES. Carcinoma papilar intraductal (intracístico) da mama e suas variantes: Um estudo clinicopatológico de 77 casos. Hum Pathol. 1994;25:802-809.

106. M. Muttarak, A. Samwangprasert, e B. Chaiwun, Intracys- tic papillary carcinoma of the breast. Biomedical Imaging and Intervention Journal, vol. 1, no. 1, artigo 52, 2005.

107. Larribe M, Thomassin-Piana J, Jalaguier-Coudray A, Round-shaped breast cancers: imaging-anatomopathology correlations, Journal of Diagnostic and Interventional Radiology, janeiro de 2014, Volume 95, Edição 1, Páginas 40-50.

108. Gaetan MacGrogan, Armadilhas de diagnóstico em patologia mamária. Caso 1. Carcinoma ductal in situ (DCIS) de baixo grau nuclear com arquitetura papilar, micropapilar e cribriforme, Annales de Pathologie, junho de 2009, Volume 29, Número 3, Páginas 188-193.

109. MacGrogan G, de Mascarel I, Soubeyran C, Barreau H, Dilhuydy C, de Lara Bussières T. Coindre, Approche diagnostique dans les lésions

papillaires du sein, Annales de Pathologie Vol 23, N° 6 - December 2003 pp. 601 610.

110. Liberman L, Feng T L, Susnik B. Carcinoma papilar intracístico com invasão. Radiology 2001; 219: 781-4.

111. Lam WWM, Tang APY, Tse, G e Chu WCW. Conferência de radiologia e patologia: carcinoma papilar da mama. Clinical Imaging, vol. 29, no. 6, pp. 396-400, 2005.

112. Brookes MJ e Bourke AG. Aparências radiológicas das lesões papilares da mama. Clinical Radiology, vol. 63, no. 11, pp. 1265-1273, 2008.

113. Bekarsabein S, El Khannoussi B, Harakat A, Albouzidy A, Rimani M, and Labraimi A. Invasive micropapillary carcinoma of the breast: an under-recognized aggressive entity. Oncologie. 12, 54-57, 2010.

114. Fisher ER, Gregorio R, Redmond C, Dekker A, Fisher B. Achados patológicos do projeto nacional de cirurgia adjuvante da mama (protocolo n.º 4). II. O significado da histologia dos nódulos regionais que não a histiocitose sinusal no cancro mamário invasivo. Am J Clin Pathol. 1976;65:21-30.

1 15.Carcinoma micropapilar invasivo da mama - PubMed. Disponível em: https://pubmed.ncbi.nlm.nih.gov/8302807/. Acedido em 16 de maio de 2021.

116. Yang Y-L, Liu -B-B, Zhang X, Fu L. Carcinoma micropapilar invasivo da mama: uma atualização. Arch Pathol Lab Med. 2016;140:799-805.

117. Limaïem F, e Bouraoui S. Carcinoma micropapilar invasivo: um tumor da mama raro e agressivo. Jornal Médico Pan-Africano, 2021;40(29).

1 18.Stranix JT, Kwa MJ, Shapiro RL, Speyer JL. Invasive micropapillary carcinoma of the male breast: case report and review of the literature. Cancer Treat Commun. 2015;3:44-49.

119. Tanaka Y, Morishima I, Kikuchi K. Carcinomas micropapilares invasivos que surgem 42 anos após a mamoplastia de aumento: relato de um caso e revisão da literatura. World J Surg Oncol. 2008;6:1-5.

120. Vingiani A, Maisonneuve P, Dell'Orto P, et al. A relevância clínica do carcinoma micropapilar da mama: um estudo de caso-controlo. Histopathology. 2013;63:217-224.

121. Wu Y, Zhang N, Yang Q. The prognosis of invasive micropapillary carcinoma compared with invasive ductal carcinoma in the breast: a meta-analysis. BMC Cancer. 2017;17:1-9.

122. Coyle EA, Taj H, Comba I, Vasquez J, Zayat V. Carcinoma micropapilar invasivo: um caso raro de cancro da mama masculino. Cureus. 2020;12:10-13.

123. Tsushimi T, Mori H, Harada T, Ikeda Y, Ohnishi H. Carcinoma micropapilar invasivo da mama num doente do sexo masculino: relato de um caso. Int J Surg Case Rep. 2013;4:988-991.

124. Dong C-G, Yang Y-P, Zhu Y-L. Carcinoma micropapilar invasivo da mama masculina com diferenciação neuroendócrina: relato de um caso. Chin J Pathol. 2011;40:704- 706.

125. Gokce H, Durak MG, Akin MM, et al. Carcinoma micropapilar invasivo da mama: um estudo clinicopatológico de 103 casos de uma variante invulgar e altamente agressiva do carcinoma da mama. *Breast J.* 2013;19:374-381.

126. Yang Y-L, Liu -B-B, Zhang X, Fu L. Carcinoma micropapilar invasivo da mama: uma atualização. *Arch Pathol Lab Med.* 2016;140:799-805.

127. Günhan-Bilgen I, Zekioglu O, Üstün EE, Memis A, Erhan Y. Carcinoma micropapilar invasivo da mama: achados clínicos, mamográficos e ecográficos com correlação histopatológica. Am J Roentgenol. 2002;179:927-931.

128. Adrada B, Arribas E, Gilcrease M, Yang WT. Carcinoma micropapilar invasivo da mama: características mamográficas, ecográficas e de ressonância magnética. Am J Roentgenol. 2009;193:58-63.

129. Yun SU, Choi BB, Shu KS, et al. Achados imagiológicos do carcinoma micropapilar invasivo da mama. J Breast Cancer. 2012;15:57-64.

130. Kubota K, Ogawa Y, Nishioka A, et al. Radiological imaging features of invasive micropapillary carcinoma of the breast and axillary lymph nodes. Oncol Rep. 2008;20:1143-1147.

131. Bandyopadhyay S, Ali-Fehmi R. Carcinoma da mama. perfil molecular e actualizações. Clin Lab Med. 2013;33:891-909.

132. Alsharif S, Daghistani R, Kamberoglu EA, Omeroglu A, Meterissian S, Mesurolle B. Características mamográficas, ecográficas e de imagiologia por RM do cancro da mama micropapilar invasivo. Eur J Radiol. 2014;83:1375-1380.

133. Romero C, Carreira C, Urbasos M, Martín J, Lombardia J, García E. Carcinoma intraductal micropapilaren un varón con microcalcificaciones como único hallazgo radiológico [Carcinoma intraductal micropapilar em um paciente do sexo masculino exibindo microcalcificação como único achado radiológico]. Radiologia. 2003;45:273-275.

134. Yoon GY, Cha JH, Kim HH, Shin HJ, Chae EY, Choi WJ. Comparação do carcinoma ductal invasivo e micropapilar invasivo da mama: um estudo de coorte combinado. Ata Radiol. 2019;60:1405-1413.

135. Rhee SJ, Han B-K, Ko EY, Shin JH. Carcinoma micropapilar invasivo da mama: achados mamográficos, ecográficos e de RM. J Korean Soc Magn Reson Med. 2012;16(3):205-216.

136. Michael M, Garzoli E, Reiner CS. Mamografia, ecografia e RMN para deteção e caraterização do carcinoma lobular invasivo da mama. Breast Dis. 2008;30:21-30.

137. Kim SH, Cha ES, Park CS, et al. Características imagiológicas do carcinoma lobular invasivo: comparação com o carcinoma ductal invasivo. Jpn J Radiol. 2011;29(7):475-482.

138. Jones KN, Guimarães LS, Reynolds CA, Ghosh K, Degnim AC, Glazebrook KN. Invasive micropapillary carcinoma of the breast: imaging features with clinical and pathologic correlation. Am J Roentgenol. 2013;200:689-695.

139. Mizushima Y, Yamaguchi R, Yokoyama T, Ogo E, Nakashima O. Recorrência de carcinoma micropapilar invasivo da mama com diferentes características de ultrassom de acordo com o local da lesão: relato de caso. Kurume Med J. 2011;58:81-85.

140. Chtourou I, Krichen MS, Bahri I, Abbes K, et al. Carcinoma coloidal puro da mama: estudo anatomoclínico de sete casos. Cancro/Radioterapia. 2009 Jan;13(1):37-41.

141. Komenaka IK, El-Tamer MB, Troxel A, Hamele-Bena D, et al. Carcinoma mucinoso puro da mama. Am J Surg. 2004 Apr;187(4): 528-32.

142. Benchellal Z, Wagnera A, Harchaoui Y, Huten N, Body G. Cancro da mama masculino: 19 casos. Annales de Chirurgie. 2002 Oct;127(8):619-623.

143. Giordano SH, Cohen DS, Buzdar AU, Perkins G, Hortobagyi GN. Carcinoma da mama nos homens: um estudo de base populacional. Cancer. 2004 Jul 1;101(1):51-7.

144. Kouach J, Elhassani M, Elfazzazzi H, Hafidi R, et al. Carcinoma mucinoso multifocal da mama. Imagerie de la Femme. 2009 fevereiro;19(1):59-62.

145. Haddad H, Benchakroun N, Acharki A, Jouhadi H, et al. Carcinoma coloidal da mama. Imagerie de la femme. 2006 junho;16(2):119-23.

1 46.Ishikawa T, Hamaguchi Y, Ichikawa Y, Shimura M, et al. Carcinoma mucinoso da mama localmente avançado com aceleração súbita do crescimento: relato de um caso. Jpn J Clin Oncol. 2002 Feb;32(2):64-7.

147. Cherif IN, El Ganouni N, Dami K, et al. Aspeto particular de um carcinoma mucinoso puro da mama. Imagerie de la Femme. 2007 março;17(1):46-8.

148. Mayi-Tsonga S, Meye JF, Pither S, et al. Carcinoma mucinoso da mama e fibroadenomas recorrentes: dificuldades de diagnóstico num caso clínico bilateral. Imagerie de la Femme. 2004 março;14(1):23-6.

149. Boisserie-Lacroix M, Hurtevent-Labrot, G, Ferron S, Lippa N, Bonnefoi H, Mac Grogan G. Correlações de classificação imagiológica-molecular dos cancros da mama. Journal of Diagnostic and Interventional Radiology, Volume 94, Número 11, novembro de 2013, Páginas 1071-1083.

150. Matsuda M, Yoshimoto M, Iwase T, Takahashi K, et al. Mammographic and clinicopathological features of mucinous carcinoma of the breast. Breast Cancer. 2000 Jan;7(1):65-70.

151. Tse GM, Ma TK, Chu WC, Lam WW, et al. A diferenciação neuroendócrina no carcinoma mucinoso mamário de tipo puro está associada a parâmetros histológicos e imuno-histoquímicos favoráveis. Mod Pathol. 2004 May;17(5):568-72.

152. Cherif NI, El Ganouni N, Dami K, et al. Aspeto particular de um carcinoma mucinoso puro da mama. Imagerie de la Femme. 2007 março;17(1):46-8.

1 53.Ishikawa T, Hamaguchi Y, Ichikawa Y, Shimura M, et al. Carcinoma mucinoso da mama localmente avançado com aceleração súbita do crescimento: um relato de caso. Jpn J Clin Oncol. 2002 Feb;32(2):64-7.

1 54.Tavassoli FA, Devilee P. Classificação de tumores da Organização

Mundial de Saúde. Pathology and genetics of tumours of the breast and female genital tract. Lyon: IARC Press; 2003. pp. 36-37.

1 55.0 'Malley FP, Bane AL. O espetro das lesões apócrinas da mama. Adv Anat Pathol 2004;11(1):1-9.

156. ·Rosen s Breast Pathology. 2ª edição, 2001;pp 483-95

157. Kaya H, Bozkurt SU, Erbarut I, Djamgoz MB. Carcinomas apócrinos da mama em mulheres turcas: receptores hormonais, expressão imunológica de c-erbB-2 e p53. Pathol Res Pract 2008;204(6):367-71.

158. Benjelloun Y, Chenguiti Ansari A, Benzekri F, et al. Apocrine carcinoma of the breast: case report. Onconews 2006;24:15-8.

1 59.Sternberg S. Diagnostic surgical pathology. 2ª edição, 2004;vol 1, pp 373-4.

160. Rosen PP. Rosen's Breast Pathology. 2ª ed. Philadelphia: Lippincott Williams and Wilkins; 2001 [483-495].

161. Takeuchi H, Tsuji K, Ueo H, Kano T, Maehara Y. Características clinicopatológicas e prognóstico a longo prazo do carcinoma apócrino da mama em mulheres japonesas. Breast Cancer Res Treat 2004;88(1):49-54.

162. Japaze H, Emina J, Diaz C, et al. Carcinoma apocrino invasivo puro da mama: uma nova entidade clinicopatológica? Breast 2005;1:3-10.

1 63.0 'Malley FP. Lesões apócrinas não-invasivas da mama. Curr Diag Pathol 2004;10:211-9.

164. Kopans DB, Nguyen PL, Koerner FC, et al. Forma mista, calcificações difusamente dispersas no cancro da mama com características apócrinas. Radiology 1990;177(3):807- 11.

165. Gilles R, Lesnik A, Guinebretiere JM, et al. Carcinoma apócrino: características clínicas e mamográficas. Radiologia 1994;190(2):495-7.

166. Gokalp G, Topal U, Haholu A, Kizilkaya E. Carcinoma apócrino da

mama: achados mamográficos e ultra-sonográficos. Eur J Radiol Extra 2006;60:55-9.

167. Ellis IO, Schnitt SJ, Sastre-Garau X, et al. Tumores da mama, tumores neuroendócrinos. Em: Tavassoli FA, Devilee P, editores. World Health Organization Classification of tumours, Pathology and genetics of tumours of the breast and female genital organs. Lyon: IARC; pp. 32-4. 200.

1 68.Sunita Singh, Garima Aggarwal, et al. Carcinoma neuroendócrino primário da mama. Journal of cytology. 2011;28(2):91-92.

169. Fujimoto Y, Yagyu R, Murase K, et al. Um caso de carcinoma neuroendócrino sólido da mama numa mulher de 40 anos. Breast Cancer. 2007;14(2):250-3.

170. Kim JW, Woo OH, Cho KR, Seo BK, Yong HS, Kim A, et al. Carcinoma neuroendócrino primário de grandes células da mama: achados radiológicos e patológicos. J Korean Med Sci. 2008 Dec;23(6):1118-20.

1 71.Irshad A, Ackerman SJ, Pope TL, et al. Rare breast lesions: correlation of imaging and histologic features with WHO classification. Radiographics. 2008 Set-Out;28(5):1399-414.

172. Bocker W. Classificação da OMS dos tumores da mama e dos tumores dos órgãos genitais femininos: patologia e genética. Verh Dtsch Ges Pathol. 2002;86:116-9.

173. Charpentier MC, Qubaja M, Le Tourneau A, Diebold J, Audouin J, Molina T. Diagnostic criteria and prognostic factors for bronchopulmonary large cell neuroendocrine carcinomas. Rev Fr Lab. 2008;398:63.

1 74.Saint Andre JP, Valo I, Guyetant S. Pathological anatomy of neuroendocrine tumours. Mem Acad Chir (Paris) 2003;2(3):47-52.

175. Wen-Chiuan Tsai, Jyh-Cherng Yu PhD, Chih-Kung Lin, Cheng-Ta Hsieh. Carcinoma neuroendócrino primário de grandes células do tipo alveolar da mama. Breast J. 2005 Nov-Dez;11(6):487.
176. Trabelsi A, Benabdelkrim S, Stita W, Gharbi O, Jaidane L, Hmissa S et al. Primary neuroendocrine carcinoma of the breast. Imagerie de la femme. 2008; 18(3):184-186.
177. Amiraslanov A, Muradov H, Veliyeva H. Cancro endócrino de Brest. Georgian Med News. 2009 Feb;(167):36-9.
178. Boufettal H, Noun M, Mahdaoui S, Hermas S, Samouh N. Um tumor mamário invulgar: carcinoma endócrino mamário primário. Imagerie de la Femme. 2011; 21(1): 35-38.
179. Harvey JA. Cancros da mama invulgares: pistas úteis para expandir o diagnóstico diferencial. Radiologia 2007;242:683-94.
180. Le Treut A, Jeantet B, Boisserie-Lacroix M, Trojani M. Carcinomas tubulares da mama: aspectos radio-clínicos. Rev Im Med 1991;(3-4):257-60.

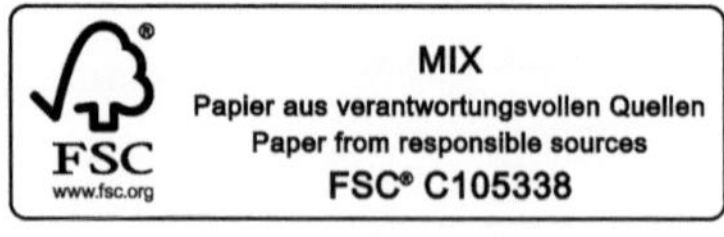

Printed by Books on Demand GmbH, Norderstedt / Germany